Burnout und chronischer beruflicher Stress

Fortschritte der Psychotherapie
Band 60

Burnout und chronischer beruflicher Stress

Dr. Stefan Koch, Dr. Dirk Lehr, Prof. Dr. Dr. Andreas Hillert

Stefan Koch
Dirk Lehr
Andreas Hillert

Burnout und chronischer beruflicher Stress

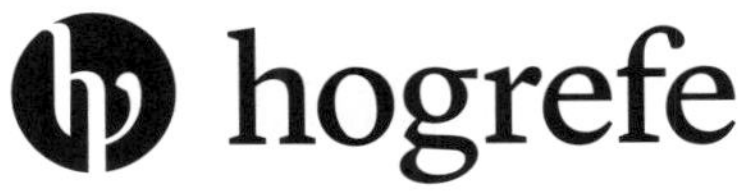

Dr. rer. nat. Stefan Koch, geb. 1975. 1995–2001 Studium der Psychologie in Marburg/Lahn und Luton (GB). 2007 Dissertation. Ausbildung zum Psychologischen Psychotherapeuten (Verhaltenstherapie). Seit 2002 psychotherapeutische und wissenschaftliche Tätigkeit in der Schön Klinik Roseneck (Prien am Chiemsee). Tätigkeit als Supervisor und Dozent, derzeit Forschungsauftrag an der Paracelsus Medizinischen Privatuniversität Salzburg.

Dr. rer. nat. Dirk Lehr, Studium der Psychologie in Marburg. Approbation als Psychologischer Psychotherapeut (Verhaltenstherapie). 2002–2011 Tätigkeit als Medizin-Psychologe am Fachbereich Humanmedizin der Philipps Universität Marburg. 2008 Dissertation. Seit 2011 Mitglied im Leitungsteam des anwendungsorientierten Forschungsprojektes GET.ON „GesundheitsTraining.Online am Innovations-Inkubator der Leuphana Universität Lüneburg.

Prof. Dr. phil. Dr. med. Andreas Hillert, geb. 1961. 1979–1986 Studium der Medizin in Mainz. 1986 Dissertation Dr. med. 1987 Dissertation Dr. phil. Ausbildung zum Facharzt für Psychotherapeutische Medizin, Psychiatrie und Psychotherapie. 2003 Habilitation. Seit 2008 Chefarzt der Schön Klinik Roseneck (Prien am Chiemsee). Tätigkeit als Lehrtherapeut und Supervisor.

Bibliografische Information der Deutschen Nationalbibliothek
Die Deutsche Nationalbibliothek verzeichnet diese Publikation in der Deutschen Nationalbibliografie; detaillierte bibliografische Daten sind im Internet über http://dnb.dnb.de abrufbar.

Hogrefe Verlag GmbH & Co. KG
Merkelstraße 3
37085 Göttingen
Tel.: 0049 (0)551 99950-0
Fax: 0049 (0)551 99950-111
E-Mail: verlag@hogrefe.de
Internet: www.hogrefe.de

Satz: ARThür Grafik-Design & Kunst, Weimar
Druck: AZ Druck und Datentechnik GmbH, Kempten
Printed in Germany
Auf säurefreiem Papier gedruckt

1. Auflage 2015

(E-Book-ISBN_PDF 978-3-8409-2650-1; E-Book-ISBN_EPUB 978-3-8444-2650-2)
ISBN 978-3-8017-2650-8
http://doi.org/10.1026/02650-000

Inhaltsverzeichnis

Vorwort

Burnout ist offenkundig anders als etablierte psychische Störungen. Aus Patientensicht wie auch in der öffentlichen Wahrnehmung ist kaum ein anderes psychisches Störungsbild derart populär. Praktisch jedes größere Printmedium in Deutschland hat Burnout als Titelthema präsentiert, in vielen bekannten Talkshow-Formaten wurde von Laien wie auch Experten über die Ursachen und Präventionsmöglichkeiten dieses im Allgemeinen vage umrissenen Syndroms diskutiert. Dabei besteht Konsens in der Darstellung, dass Burnout ein Spiegelbild ungünstiger Entwicklungen in Gesellschaft und Arbeitswelt darstellt, die zunehmend mehr Menschen „ausbrennen" lassen. Andererseits ist die Zahl von Arbeiten und Studien zum Thema Burnout, die wissenschaftlichen Qualitätskriterien genügen, bis heute vergleichsweise gering. Eben diese Diskrepanz zwischen exzessiver Breitenwirkung, hoher Popularität und eher unscharfen wissenschaftlichen Konzepten charakterisiert das Burnout-Syndrom. Bis heute existiert de facto keine konsensfähige Definition des Phänomens.

Gleichwohl ist das Thema Burnout in hohem Maße praxisrelevant. Zunehmend mehr Patienten suchen mit dieser mehr oder weniger durch Betroffene selbst formulierten Diagnose medizinische und psychotherapeutische Versorgung auf: Menschen, die offenkundig leiden und psychotherapeutische Hilfe erwarten. Insofern ist die Beschreibung von Burnout im ICD-10 zutreffend, wenn Burnout zu den Faktoren gezählt wird, „die den Gesundheitszustand beeinflussen und zur Inanspruchnahme von Gesundheitsdiensten führen" (Dilling et al., 2010, S. 399).

Betroffene haben die Annahme gemeinsam, dass beruflicher Stress Burnout auslöst, wobei die Grenzen dessen, was mit Burnout oder Stress gemeint wird, häufig verschwimmen. Die konzeptionelle Entwicklung zentraler Bestimmungsstücke von beruflichem Stress und die Studienlage zu gesundheitlichen Auswirkungen von beruflichem Stress sind im Vergleich hierzu wesentlich weiter fortgeschritten. Dies betrifft auch den Kenntnisstand zur Wirksamkeit von berufsbezogenen Stressbewältigungstrainings. Entsprechend liegt der zentrale Fokus dieses Bandes auf Konzepten, welche die Entstehung und Aufrechterhaltung von beruflichem Stress verstehen helfen. Es wird die Behandlung von chronischem beruflichem Stress mithilfe verhaltenstherapeutisch fundierter Interventionen beschrieben. Diese werden für die Arbeitsplatzsituation adaptiert, um möglichst nahe am Leben und den Problemen des Patienten zu sein. Das berufsfokussierte Vorgehen versteht sich als Ergänzung zu störungsspezifischen Interventionen.

Damit hoffen wir, einen ganzheitlicheren Blick auf unsere Patienten zu ermöglichen. Die Brille ist eine andere, denn im Blickfeld dieses Bandes steht keine Diagnose, sondern ein zentraler Lebensbereich: die berufliche Arbeit. Arbeit kann gleichermaßen eine überaus starke Quelle verschiedenster Ressourcen sein – vom Lebensunterhalt bis hin zur Sinnstiftung – wie auch zur Qual werden und erhebliches Leid verursachen. Unser Anliegen ist dazu beizutragen, diesen Lebensbereich zumindest erträglicher zu machen und im besten Falle dem gesundheitsförderlichen Potenzial der Arbeit zur Entfaltung zu verhelfen.

Zugleich sollten wir uns bei der Behandlung von chronischem beruflichem Stress unserer Patienten der Grenzen der psychotherapeutischen Möglichkeiten bewusst sein. So wichtig es ist, die individuellen Einflussmöglichkeiten unserer Patienten in der Therapie herauszuarbeiten, so unerlässlich ist es, gesellschaftliche, politische und wirtschaftliche Rahmenbedingungen anzuerkennen. Unsichere Beschäftigungsverhältnisse, niedrige Löhne, Arbeitsverdichtung, eine zunehmende Flexibilisierung und Entgrenzung von Arbeitszeiten oder mangelnde Fairness zwischen Vorgesetzten und abhängig Beschäftigten sind wichtige Quellen von chronischem beruflichem Stress. Um gute Orte zum Arbeiten zu schaffen bedarf es mehr als berufsbezogene Psychotherapie. Ob die Arbeit zur psychischen Gesundheit unserer Patienten beiträgt, zumindest ihr keinen Schaden zufügt, hängt von allen ab, die diesen Lebensbereich maßgeblich gestalten, den Sozialpartnern ebenso wie den wirtschafts-, arbeits- und gesundheitspolitisch Gestaltenden.

Dank sei unseren Familien für ihr Verständnis und ihre Unterstützung in nunmehr über zehn Jahre gemeinsamer Auseinandersetzung mit dem Thema Stress und Beruf. Darüber hinaus danken wir Susanne Hedlund für wertvolle Anregungen bei der Entwicklung der Interventionen und der Manuskriptgestaltung, Bernhard Sieland, Martin Hautzinger und Winfried Rief für wertvolle Rückmeldungen zum Manuskript, Anke Marienfeld für die Unterstützung bei der Aufbereitung sozialtherapeutischer Inhalte sowie den Mitarbeitern des Hogrefe Verlages für die Umsetzung dieses Bandes. Abschließend sei Dank den vielen Patienten und den zahlreichen Fachkollegen, welche die in diesem Band zusammengetragenen Erfahrungen im Umgang mit beruflichen Belastungen im Rahmen der psychotherapeutischen Praxis möglich gemacht haben.

Prien und Lüneburg im Juli 2015

Stefan Koch, Dirk Lehr und
Andreas Hillert

1 Burnout: Hintergrund und Konzepte

Die Begriffe Burnout und Stress werden oft zusammen gebraucht. Dabei wird implizit davon ausgegangen, dass andauernder Stress die Ursache für ein gesundheitliches Problem sei, was dann als Burnout bezeichnet wird. Beiden gemeinsam ist zudem, dass sie meist im Zusammenhang mit Arbeit und Beruf verwendet werden.

1.1 Bilder und Begriffe, die psychische Zustände begreifbar und kommunizierbar machen

Burnout als anschauliche Metapher für Überlastungserleben

Burnout, vom englischen *„burn-out“* (ausbrennen) ist ein Beispiel dafür, dass von jeher prägnante, in der Alltagserfahrung verankerte Bilder dazu verwendet wurden, um psychische und psychosomatische Befindlichkeiten und die dafür vermuteten Ursachen zu beschreiben. Entsprechend fühlt man sich „niedergeschlagen“, „gedrückt“, „erschöpft“ (also: wie ein leergeschöpfter, kein Wasser mehr enthaltender Brunnen) oder aber „voller Energie“ oder „im Flow“. Schwer fassbare psychische Phänomene, von momentanen Stimmungslagen bis zu anhaltenden, das emotionale Erleben, Denken und Handeln krankheitswertig beeinträchtigenden Zuständen, werden so kommunizier- und „verstehbar“. Dieses pragmatische, letztlich alternativlose Vorgehen wird keineswegs nur von medizinisch-therapeutischen Laien praktiziert. Auch Experten können letztlich nicht anders, als die Komplexität neurophysiologischer, psychologischer und gesellschaftlicher Phänomene durch anschauliche Konzepte erforschbar und therapeutisch handhabbar zu machen. Dieses Vorgehen, mit dem zwangsläufig eine Relativierung und zuweilen Verzerrung komplexer Zusammenhänge einhergeht, ist der psychologisch-psychiatrischen Forschung immanent und prägte maßgeblich die Diskussion zum Thema Burnout. Wenn in diesem Buch der Begriff *Burnout-Syndrom* verwendet wird, dann folgt dies der aktuellen Sprachkonvention. Inhaltlich und methodisch zeichnet sich ein Syndrom durch eine spezifische Symptomatik aus. Eben diese ist beim Burnout-Syndrom nicht eindeutig definiert. Das Burnout-Syndrom spiegelt vielmehr primär das subjektive Erleben von Ausgebranntsein, ohne die damit verbundene Symptomatik zu spezifizieren.

Fehlende symptomatische Diagnosekriterien

Entwicklung des Begriffs

Auch Fachbegriffe, zumal Diagnosen, wurden und werden vorzugsweise aus Begriffen der dinglichen Außenwelt abgeleitet: *Depression* (von lat. *depressi*:

niederdrücken, versenken [Schiffe]; [mit Worten] herabsetzen, unterdrücken) beschreibt, dass die Stimmungslage und die Vitalität eines Menschen gebzw. unterdrückt sind. Melancholie verweist auf die Ursache eines im Begriff nur indirekt spezifizierten Phänomens: Es ist demnach zu viel „schwarze Galle" im System und das Verhältnis der den Körper konstituierenden (vier) Säfte gestört, wobei die Farbe Schwarz auf gedrückt-negative Qualitäten verweisen mag. Wo Depression aufhört und Melancholie beginnt bzw. ob und inwieweit solche Begriffe synonym verwendet werden, war im Laufe der Psychiatriegeschichte Gegenstand von wechselnden Definitionen und Konventionen. Nachdem Nervenzellen bzw. das daraus bestehende Gehirn als Träger des menschlichen Denkens und Empfindens identifiziert wurde, konnten „Neurosen" und im späteren 19. Jahrhundert die „Neurasthenie" (die „Nervenschwäche") als mit Leiden und dysfunktionaler Bewältigung einhergehende Zustandsbilder zu Fachbegriffen werden. Im Gegensatz zu diesen sich im Laufe der Zeit wandelnden Diagnosebegriffen ist Burnout ein vergleichsweise junges, auf einen „Entdecker" zurückführbares und nicht ohne diesen Ursprung zu verstehendes Phänomen. Zentrales Merkmal des Burnout-Syndroms ist dabei der direkte Bezug auf die Ätiologie der Symptomatik (berufliche Überlastung als „Ursache" der Symptomatik). Dies steht jedoch in Spannung zu einer klassifikatorischen Diagnostik (z. B. ICD-10) und ihrem Bemühen, psychische Störungen möglichst unabhängig von ätiologischen Annahmen zu definieren.

Neurose, Neurasthenie, Nervenschwäche

1.2 Burnout: Entdeckung und Karriere eines Phänomens

Ähnlich den genannten Diagnosen bezeichnete auch das *Burnout-Syndrom* ursprünglich Aspekte der praktisch-dinglichen Welt: ausgebrannte Kerzen, Lampen, Kernbrennstäbe, Häuser oder auch Lepra-Patienten. „Wer je ein ausgebranntes Haus gesehen hat, der weiß, wie verheerend so etwas ist", so brachte es Herbert Freudenberger (1974, S. 159) auf den Punkt. Zudem ist die Analogie von Brennen und Lebensenergie eine die Menschheitsgeschichte, wohl seit der praktischen Verwendung des Feuers, durchziehende Metapher: Liebe brennt, Helden brennen darauf, Taten zu vollbringen. Insofern verwundert es nicht, dass dem „Ausgebranntsein" vergleichbare Phänomene in der Geschichte häufig sind, von der Bibel bis in die Literatur der Gegenwart.

Fallbeispiel: Herbert Freudenberger – der „Entdecker des Burnout-Syndroms"

Für Freudenberger, der 1927 in Frankfurt am Main geboren wurde, war die bildliche Prägnanz des Begriffes Burnout entscheidend. Dem Holocaust entkam Herbert Freudenberger nur knapp. Über die Schweiz emigrierte er in die USA, wo er in New York bei entfernten Verwandten aufwuchs.

Dort besuchte er die Schule, studierte Psychologie und war schließlich in eigener Praxis tätig. Als Ehemann und Familienvater von drei Kindern war für ihn nicht zuletzt die materielle Absicherung seiner Familie wichtig: Von 8 bis 18 Uhr widmete er sich der Behandlung von Patienten. Anschließend arbeitete er oft bis weit nach Mitternacht ehrenamtlich in sozialen Einrichtungen, in denen u. a. ehemals drogenabhängige Jugendliche und andere Angehörige sozialer Randgruppen behandelt und unterstützt wurden. Dass Freudenberger bei entsprechendem Arbeitspensum über Jahre hinweg kaum Zeit fand, sich der Familie zu widmen, und bei alledem in eine Zustand geriet, der heute unmittelbar als Folge von Schlafmangel und „chronischem Stress" verstanden würde („Je müder ich wurde, umso mehr trieb ich mich an …", 1974, S. 159 ff.), überrascht nicht. Freudenberger litt unter einem Gefühl der Verausgabung, Tagesmüdigkeit, Schlaflosigkeit und häufigen Kopfschmerzen. Zudem kam es häufig zu grippalen Infekten und Magen-Darm-Problemen. Im Kontakt mit seinen Kollegen erlebte er sich als zunehmend reizbar, im Denken unflexibel und weniger kreativ. Ähnliche Phänomene beobachtete er bei Kollegen.

Hintergrund: Betroffenenperspektive

Freudenbergers Arbeit bildet die erste Publikation, die sich dem Burnout-Syndrom im klinischen Kontext widmet. Für unser heutiges Verständnis ist entscheidend, dass Freudenberger hierbei die Perspektive des Betroffenen und nicht die des Experten einnimmt. Burnout wurde somit primär aus der Betroffenenperspektive heraus beschrieben und konzeptualisiert! Konsequenterweise interessierte sich Freudenberger nur marginal für die mit Burnout einhergehende Symptomatik. Diese könne, was er explizit so formulierte, bei jedem Betroffenen anders sein. Entscheidend sei vielmehr die Dynamik, in der sich die Problematik manifestiere. Ursprünglich ging er davon aus, dass es nur hochengagierte, in Sozialberufen tätige Menschen treffen könne: „[…] that individual who has a need to give. A need that is excessive and in time unrealistic." (Freudenberger, 1974, S. 159 ff.). Als Psychoanalytiker hat Freudenberger versucht, sich selbst zu analysieren. Frei assoziierend sprach er auf Tonband und hörte dieses anschließend ab. Als Ergebnis dieser Selbstanalyse stellte er fest, dass er bzw. Burnout-Betroffene allgemein nicht an einer Neurose oder einer sonstigen psychischen Störung litten, sondern dass ihr Zustand einzig die Folge von Überarbeitung in ihrem Beruf sei. Widrige Rahmenbedingungen und zusätzlicher Druck im System bzw. Konflikte seien ausschlaggebend. Dass er dabei die massiven Belastungen seiner Biografie derart ausblenden konnte, wirft ein bezeichnendes Licht auf die limitierten Möglichkeiten des Menschen, die eigenen prägenden psychischen Aspekte unvoreingenommen zu reflektieren.

Angesichts der Faszination dieses weltweit als Diagnose-Äquivalent missverstandenen Phänomens wird die subjektive Perspektive, die dem Burnout-Begriff eigen ist, zumeist übersehen (Hillert & Marwitz, 2006). Bereits wenige Jahre nach den ersten Publikationen setzten in den USA und dann weltweit intensive Bemühungen ein, Burnout als Forschungsparadigma und, vornehmlich in Westeuropa, als Diagnose zu konzeptualisieren.

Symptom von Entwicklungen in der Arbeitswelt

Sozialgeschichtlicher Hintergrund dieser Entwicklungen sind dem Erleben vieler Zeitgenossen als auch sozialwissenschaftlichen Analysen (z. B. Kury, 2012) zufolge gravierende Veränderungen in der Arbeitswelt. Diese Veränderungen lassen sich im Sinne einer globalen Beschleunigung bei gleichzeitiger Verringerung sozialer und wirtschaftlicher Sicherheiten beschreiben. Technischer Fortschritt, einhergehend mit immer schnellerer Kommunikation, Produktion und schnellerem Transport, führt mittelbar zu einer Beschleunigung des sozialen Wandels, d. h. einer Steigerung der sozialen Veränderungsraten in Wissen, sozialen Normen, Moden, Lebensstilen, Beschäftigungsverhältnissen, Familienstrukturen wie auch politischen und religiösen Bindungen („Gegenwartsschrumpfung"). Angesichts des Tempos und der Unwägbarkeit der weiteren Entwicklungen bedeutet dies eine Beschleunigung des Lebenstempos und eine Verknappung ungebundener Zeitressourcen: Um nicht Gefahr zu laufen, den Anschluss zu verlieren, müssen möglichst viele Optionen genutzt werden (*„Laufen auf abrutschenden Abhängen"*; Rosa, 2012). Das Individuum ist gehalten, über die Erfüllung vordefinierter Funktionen hinaus, viele dieser Prozesse eigenverantwortlich zu gestalten („Entgrenzung der Lebens- und Arbeitswelt"), was vielfach zur Überforderung wird. Zeitnot und Stress bestimmen soziales wie berufliches Erleben und Handeln. In der Dialektik moderner Technik sind Erschöpfung, leere Batterien und eben Burnout naheliegende Konnotationen (Ehrenberg, 2008).

1.3 Definitionsansätze

Die Burnout-Forschungs- und Rezeptionsgeschichte ist bei alledem bunt: Parallel gab und gibt es unterschiedlich akzentuierten Konzepten verpflichtete Arbeitsgruppen, die mehr oder weniger unabhängig voneinander Fallbeschreibungen, Therapie- und Präventionsansätze entwickelt haben. Das als Überlastungsfolge verstandenen Burnout-Syndrom beinhaltet unterschiedliche Ebenen:

Symptomatik

1. Hinsichtlich der *Symptomatik* werden mehr als 120 Symptome (vgl. Kasten) mit Burnout in Verbindung gebracht. Für Burnout spezifische (Kern-)Symptome gibt es dabei offenkundig nicht (Burisch, 2014).

Individueller Verlauf

2. Bezogen auf den *individuellen Verlauf* kann Burnout einerseits den Prozess und andererseits den Endzustand eines solchen Prozesses bezeichnen. Zur Beschreibung dieses Verlaufes werden diverse, zwei bis mehr als zehn Stufen umfassende Burnout-Stufenmodelle postuliert.

Normale Reaktion auf Überlastung vs. alternativer Diagnosebegriff

3. Burnout kann als *normale Reaktion* psychisch gesunder Menschen auf aversive (Arbeits-)Anforderungen oder aber als *alternativer Diagnosebegriff, z. B.* zu einer depressiven Episode (bzw. einer „arbeitsbedingten" Unterform einer affektiven Störung), verstanden werden. Ausgehend von einer steigenden Anzahl Burnout-Betroffener ergeben beide Varianten ein wichtiges Argument für zunehmenden Druck in der Arbeitswelt.

4. Die meisten Autoren gehen davon aus, dass neben äußeren (arbeitsbezogenen) Belastungen individuelle Aspekte als Ursache des Burnout-Syndroms angenommen werden müssen. Ausgehend von aktuellen theoretischen Rahmenkonzepten zum beruflichen Stress (vgl. Kapitel 2) identifizierten Maslach und Leiter (2008) sechs Merkmale der Arbeitsumgebung als bedeutsam: Ausmaß der Arbeitsanforderungen (Workload), Kontrolle, Gratifikationen, Qualität der sozialen Interaktion (Community), Fairness und Werte. Die Wahrscheinlichkeit für Burnout erhöhe sich dann, wenn das Individuum eine fehlende Passung zwischen sich und den genannten Arbeitsplatzmerkmalen erlebe. **Ätiologie**

Symptome des Burnout-Syndroms (gekürzte Auflistung nach Burisch, 2014)

- Erschöpfung
- Energiemangel
- Schlafstörungen
- Konzentrationsprobleme
- Gedächtnisstörungen
- Insuffizienzgefühle
- Entscheidungsunfähigkeit
- Verringerte Initiative und Fantasie
- Gleichgültigkeit
- Langeweile
- Desillusionierung
- Neigung zum Weinen
- Schwächegefühl
- Ruhelosigkeit
- Verzweiflung
- Erlebte Distanz zu Kollegen/Kunden
- Betonung von Fachjargon
- Vorwürfe gegen andere
- Verlust an Empathie
- Zynismus und Verbitterung
- Verlust von Idealismus
- „Dehumanisierung“
- Folgeprobleme in Partnerschaft und Familie
- Gefühl mangelnder Anerkennung
- Engegefühl in der Brust
- Atembeschwerden
- Rückenschmerzen
- Übelkeit
- Verstärktes Suchtverhalten
- …

Systemisches vs. individuelles Phänomen

Aus der individuellen Kombination von Risikofaktoren wurde eine Vielzahl von Burnout-Definitionen generiert, die nicht selten Hintergrund des subjektiven Krankheitsmodells von Patienten sind (vgl. Kasten). Einer Tradition zufolge wird Burnout als primär systemisches Problem definiert, welches eine Folge von Organisation, Kooperation und Führung in der Arbeitswelt beschreibt (Maslach & Leiter, 2001). Andere Autoren betonen individuelle, durch die Lerngeschichte geprägte Risikofaktoren, vorzugsweise überhöhte, idealistische und/oder perfektionistische Selbstansprüche, die chronische Überlastung und Burnout auch ohne relevante objektive Überforderung bedingen können (Burisch, 2014).

Meinungen zum Burnout-Syndrom nach Rook (1998)

- Burnout ist ein dauerhafter, negativer, arbeitsbezogener Seelenzustand „normaler" Individuen. Er ist in erster Linie von Erschöpfung gekennzeichnet [...].
- Burnout ist ein Versagen, Abgenützt- oder Erschöpft-werden durch außerordentliche Verausgabung an Energie, Kraft oder Ressourcen.
- Ausbrennen bedeutet „leer" werden. Die eigenen körperlichen und seelischen Reserven erschöpfen sich selbst bei dem Versuch, unter Aufbietung aller Kräfte unrealistische Erwartungen zu verwirklichen, die selbst gesetzt oder durch das Wertesystem der Gesellschaft aufgezwungen wurden.
- Burnout ist [...] ein kulturelles und historisches Phänomen. Burnout resultiert aus einem Verlust von geistigen Vorsätzen (moral purpose) und Engagement (commitment) bei der Arbeit.
- Burnout ist der Verlust an Motivation und Erwartung, ein guter Helfer zu sein. Burnout entsteht aus den ineffektiven Versuchen zu helfen.
- Burnout ist ein Syndrom [...] aus emotionaler Erschöpfung, Depersonalisierung und [...] reduzierter Leistungsfähigkeit, das insbesondere bei Personen auftreten kann, die mit Menschen arbeiten.
- Burnout kann als letzte Stufe in einer Kette von erfolglosen Versuchen zur Bewältigung negativer Stressbedingungen angesehen werden.

Fehlende empirische Bestätigung für Phasenmodelle

Was die individuelle Genese des Burnout-Syndroms anbelangt, wurden in der Literatur diverse Phasen- bzw. Stadienmodelle vorgeschlagen und diskutiert (z. B. Edelwich & Brodsky, 1980; Freudenberger & Richelson, 1980). Die genaue Bezeichnung und Charakterisierung der einzelnen Phasen ist uneinheitlich, wobei sich Grundmuster abzeichnen: Es beginnt mit idealistischen, für ihre Tätigkeit überengagierten Menschen, die sich insbesondere in Sozialberufen verausgaben, auf diese Weise ihre Bewältigungsressourcen einbüßen, frustriert werden, sich erschöpfen und „ausbrennen". So überzeugend solche Modelle angesichts ausgewählter Fälle wirken mögen, empirisch haben sie sich – soweit dies überhaupt versucht wurde – nicht bestätigen lassen. Abgesehen von den nie konsequent versuchten Operationalisierungen der einzelnen Phasen (wann fängt z. B. das Stadium „Überforderung" an, wie grenzt sich dies zu „geringer werdender Freundlichkeit" ab?) weisen die wenigen Verlaufsstudien darauf hin, dass es sich weniger um Erschöpfungsprozesse als um relativ stabile individuelle Bewältigungsmuster handelt, mit denen Menschen ihren beruflichen Belastungen begegnen. Auch die bereits vom Bild her naheliegende Annahme, wonach Burnout nur die besten und engagiertesten Mitarbeiter treffe („Um ausbrennen zu können, muss man gebrannt haben"), kann als empirisch widerlegt gelten. Angesichts all dessen überrascht es nicht, dass sich bislang keine Definition des Burnout-Syndroms als verbindlich etablieren konnte.

Zahlreiche Studien wurden durchgeführt mit dem Ziel, biologische Marker von Burnout zu identifizieren. In ihrem systematischen Review von über 30 Studien konnten Danhof-Pont, van Veen und Zitman (2011) jedoch keinen Biomarker identifizieren, der konsistent einen Zusammenhang mit Burnout aufwies. Dies kann in unterschiedlichen Operationalisierungen von Burnout, in der Heterogenität des Syndroms, Unterschieden in der Messung der Biomarker oder in der unterschiedlichen Berücksichtigung von konfundierenden Merkmalen begründet liegen.

1.4 Diagnostische Einordnung

Keine Diagnose im Sinne der ICD-10

Der Einsatz diagnostischer Verfahren setzt klar definierte Kriterien voraus, die im Fall des Burnout-Syndroms bis heute nicht ausreichend definiert sind. Konsequenterweise findet sich das Burnout-Syndrom im ICD-10-Manual nicht als Diagnose im F-Kapitel, sondern als unspezifizierte Zusatz-Kodierung *(Z73 Probleme verbunden mit Schwierigkeiten bei der Lebensbewältigung – Z73.0 Erschöpfungssyndrom [Burn-out-Syndrom]).*

ICD-10 Zusatzcodierung Z73

Maslach Burnout Inventar

Vor allem durch die Anwendung des heute weltweit die Forschung dominierenden *Maslach Burnout Inventars (MBI)* wurden aus den Annahmen des Fragebogeninstrumentes ein Standard, der im Alltag mit einer wissenschaftlich fundierten und konsensgetragenen Definition verwechselt wird. In Abwandlung eines bekannten Bonmots ist Burnout demnach das, was das Maslach Burnout Inventar misst. Dem MBI zufolge bildet Burnout „ein Syndrom aus emotionaler Erschöpfung, Depersonalisierung und reduzierter persönlicher Leistungsfähigkeit, das bei Individuen, die in irgendeiner Weise mit Menschen arbeiten, auftreten kann" (Maslach, Jackson & Leiter, 1996, S. 14 ff.):

1. Skala *Emotionale Erschöpfung*: z. B. „Ich fühle mich von meiner Arbeit ausgelaugt."
2. Skala *Depersonalisierung*: z. B. „Ich glaube, ich behandle einige Klienten als ob sie unpersönliche ‚Objekte' wären."
3. Skala *Subjektive Leistungsfähigkeit*: z. B. „Ich fühle mich voller Tatkraft."

Depersonalisierung, was in diesem Kontext eine hohe innere Distanz zu Klienten, Patienten oder Schülern meint, verweist darauf, dass auch hier das Burnout-Syndrom ursprünglich nur in Sozialberufen verortetet wurde. Das Paradigma wurde von Zimbardo geprägt, der es in anderen Kontexten („Gefängnisexperiment“) erforschte. Seine Mitarbeiterin und spätere Ehefrau Christina Maslach hat diesen Gedanken aufgegriffen, im Kontext der Arbeitsgesundheit ausgearbeitet und bekannt gemacht. Die Frage nach kritischen Werten und der relativen Bedeutung der drei von Maslach postulierten Burnout-Faktoren wurde bis heute nicht befriedigend geklärt. Die Autorin selbst empfiehlt die mehrdimensionale Bewertung. Bislang existieren keine klinisch validen Cut-off Werte (persönliche Mittteilung Christina Maslach). Bei genauerer Betrachtung der Iteminhalte wird deutlich, dass das Instrument eine eingeschränkte Befindlichkeit erfragt und dabei ein Bezug zur Arbeit bzw. eine (ätiologische) Bewertung vorgenommen wird (z. B. „Ich fühle mich von meiner Arbeit ausgelaugt“ und „Durch meine Arbeit fühle ich mich ausgebrannt“). Dadurch erfolgt eine Konfundierung von Symptom- und Ursachenzuschreibung, was eine Interpretation der Messwerte erschwert. Abweichend zum Burnout-Konzept von Freudenberger bleibt unberücksichtigt, ob die Befragten zuvor jemals leistungsfähiger bzw. in ihrem Beruf engagierter waren.

Bislang liegen zwar die MBI-Mittelwerte größerer Personengruppen vor. Anhand repräsentativer Bevölkerungsstichproben erhobene Normalwerte gibt es jedoch keine. Vom MBI gibt es unterschiedliche Versionen und mindestens drei deutsche Übersetzungen. Die testpsychologischen Kennwerte des Instrumentes sind heterogen, Studien zur externen Validität erzielten „enttäuschende“ Ergebnisse (Burisch, 2014). Mit dem MBI erhobene Werte korrelieren, den zahlreichen meist als Querschnitterhebungen an potenziellen Risikogruppen untersuchten Befunden zufolge, im mittleren Bereich mit Depressivität, Stresserleben, Arbeitsunzufriedenheit, aber auch Persönlichkeitsmerkmalen wie Ängstlichkeit bzw. Neurotizismus.

Weitere Selbsteinschätzungsinstrumente

Neben dem MBI wurden verschiedene, meist auf einen Faktor abzielende Fragebögen entwickelt. Zu den bekannteren Instrumenten gehört das *Tedium Measure (TM)* – die Überdruss-Skala (Schaufeli & Enzmann, 1998), die mit 21 Items Aspekte von Erschöpfung erfragt. Auf die Erfassung von Burnout fokussieren auch fünf Items des *Copenhagen Psychological Questionnaire (COPSOQ)*. Das *Copenhagen Burnout Inventory (CBI)* erfasst wiederum Erschöpfungserleben (etwa: „Wie häufig fühlen Sie sich emotional erschöpft?“). Auf ein darüber hinausgehendes Burnout-Modell abzielende Inhalte finden sich nicht.

Schaarschmidt und seine Arbeitsgruppe (Schaarschmidt & Fischer, 2008) verfolgen mit den *Arbeitsbezogenen Verhaltens und Erlebensmustern (AVEM)* einen anderen Ansatz. Ziel des AVEM ist die Identifikation individueller Bewältigungsmuster im Umgang mit beruflichen Belastungen. Umfangreiche Untersuchungen (z. B. an Lehrern, Polizisten und Firmengründern) bringen risikobehaftete AVEM-Werte mit einer erhöhten psychischen Symptombelastung und erhöhten Arbeitsunfähigkeitstagen in Verbindung. Die mittels AVEM bestimmten Gesundheits- und Risikotypen erfreuen sich in der Beratungs- wie auch der psychotherapeutischen Praxis einer hohen Plausibilität und lassen sich zur Selbstreflexion präventiv und therapeutisch gut nutzen.

1.5 Differenzialdiagnostik und Komorbidität

Aufgrund der Unschärfe des Burnout-Syndroms ist keine mit etablierten Diagnosen vergleichbare differenzialdiagnostische Abgrenzung möglich. Entsprechend unscharf bleiben Angaben zur Komorbidität (vgl. Tab. 1 und Karte „Differenzialdiagnosen des Burnout-Syndroms" am Ende des Buches).

Tabelle 1: Differenzialdiagnosen des Burnout-Syndroms nach Korczak et al. (2010)

Ursachen	Krankheiten/Störungen
Somatisch	– Anämie, Eisenmangel – Vitamin-D-Mangel – Hypothyreose, Diabetes, Nebenniereninsuffizienz – Herzinsuffizienz, COPD – Niereninsuffizienz – Borreliose, HIV, Tuberkulose – Malignome, Lymphome, Leukämien – Entzündliche Systemerkrankungen – Degenerative Erkrankungen des ZNS – Schlaf-Apnoe-Syndrom, Restless-Legs-Syndrom – Medikamentennebenwirkungen
Psychisch	– Depression – Anpassungsstörung – Insomnie – Neurasthenie – Somatisierungsstörungen – Generalisierte Angsterkrankung – Posttraumatische Belastungsstörung – Chronic-Fatigue-Syndrom – Substanzmissbrauch (Alkohol, Tranquilizer)

Aus Sicht psychotherapeutisch tätiger Psychologen, Ärzten und aktuell der Deutschen Gesellschaft für Psychiatrie, Psychotherapie, Psychosomatik und Neurologie (DGPPN) stellt Burnout eine Überlastungsreaktion dar, die mit einem erhöhten Risiko für psychische Störungen einhergeht. Gleichzeitig wird Burnout häufig als neuer Begriff für etablierte Diagnosen betrachtet, wobei depressiven Störungen eine zentrale Rolle zukommt (Hamann et al., 2013).

Depression und Anpassungsstörung

Im Vergleich zur Depression stellt Burnout den weniger stark stigmatisierenden Begriff dar. Während bei der Diagnostik depressiver Störungen explizit auf ätiologische Kriterien verzichtet wird, ist beim Burnout immer der berufliche Bereich als Ursache mitgedacht. Diesen definitorischen Bezug auf eine identifizierbare Ursache teilt Burnout z. B. mit der Anpassungsstörung. Symptomlisten zum Burnout (Burisch, 2014; Schaufeli & Enzmann, 1998) umfassen alle relevanten Symptome einer Depression ebenso wie die einer Anpassungsstörung. Auf der symptomatischen Ebene ist daher aktuell keine Abgrenzung zur depressiven Störungen oder Anpassungsstörung möglich.

Nähe zur Neurasthenie

Phänomenologisch ist die Nähe des Burnout-Syndroms zum Neurasthenie-Konzept erkennbar. Nachdem in den 1950er Jahren Neurasthenie die in China am häufigsten gestellte „Psycho"-Diagnose war, fand diese bei vergleichbar unscharfen Konturen aus politischen Gründen Eingang in die ICD-10-Klassifikation. Die üblicherweise mit dem Burnout-Syndrom in Verbindung gebrachte Symptomatik (z. B. Erschöpfungserleben, subjektive Leistungsminderung, Konzentrationsstörungen) ist unspezifisch und bei allen ICD-10-Diagnosen aus dem Spektrum der affektiven Störungen möglich, darüber hinaus bei Angststörungen (bzgl. arbeitsplatzbezogener Ängste/Phobien vgl. Muschalla & Linden, 2013), somatoformen Störungen, aber auch Persönlichkeitsstörungen (etwa vom ängstlich-vermeidenden Typus) und diversen körperlichen Erkrankungen.

Chronic Fatique Syndrome

Intensiv diskutiert wurde die Abgrenzung des Burnout-Syndroms zu anderen durch anhaltende Erschöpfung, Abgeschlagenheit und Müdigkeit charakterisierten Störungsbildern, namentlich dem *Chronic Fatique Syndrome* (CFS; vgl. Gaab & Ehlert, 2005), welches ebenfalls ein konzeptionell umstrittenes Konstrukt darstellt. Von Anhängern wird es als Folge einer als solches (noch) nicht erkannten körperlichen Erkrankung bzw. Infektion gewertet, wobei sich zumindest bislang diesbezügliche Befunde nicht replizieren ließen. Zudem werden zur Therapie des CFS primär aktivierende bzw. aufrechterhaltendes Schon- und Vermeidungsverhalten reduzierende Psychotherapieverfahren empfohlen. Der zentrale Unterschied zum Burnout-Syndrom besteht somit nicht in der zumindest ähnlichen Symptomatik, sondern in der Ursachenzuschreibung durch die Betroffenen und ihre Behandler (Dörr & Nater, 2013).

Während Burnout keine eigenständige Diagnose ist, kommt darin jedoch ein Zusammenhang des psychischen Leidens mit einem zentralen Lebensbereich, dem Beruf, zum Ausdruck. Dieser Zusammenhang von Symptomatik und Beruf kann bei der Diagnostik durch entsprechende Zusatzcodierungen berücksichtigt werden. Steht die Erschöpfung im Vordergrund, so bietet sich im ICD-10 die Kodierung Z73.0 an. Überstarke berufliche Verausgabung (Z73.1), mangelnde Freizeit und Entspannung (Z73.2), der Wechsel des Arbeitsplatzes (Z56.1), drohender Arbeitsplatzverlust (Z56.2), problematische Arbeitszeiten (Z56.3) oder Schwierigkeiten mit Vorgesetzten oder Kollegen (Z56.4) können ebenfalls explizit berücksichtigt werden.

Risikofaktor für psychische Erkrankung

Die aktuell von der Deutschen Gesellschaft für Psychiatrie und Psychotherapie, Psychosomatik und Nervenheilkunde (DGPPN) vorgeschlagene Definition des Burnout-Syndroms als eine Vorstufe bzw. Risikofaktor für manifeste psychische und körperliche Erkrankungen (Berger, Schneller & Maier, 2012) verzichtet auf eine nähere Charakterisierung dieser Zwischenkategorie auf Symptomebene. Schon deshalb bleiben Fragen nach Prävalenz und diffenzialdiagnostischer Abgrenzung des so verstandenen Burnout-Syndroms auch hier unbeantwortet. Inwieweit zudem eine konzeptionelle Einordnung des Burnout-Syndroms in ein mehrstufiges Modell zwischen Gesundheit und Krankheit tragfähig ist, bleibt abzuwarten.

Gesundheitspolitische Bedeutung

Mitunter verwischen dabei die Grenzen zwischen wissenschaftlichen Auseinandersetzungen, kundenorientierten, quasi-therapeutischen Annäherungen und sozialpolitischen Stellungnahmen. Letztere gehen in der Regel vom gut dokumentierten Anstieg der mit psychischen Störungen begründeten Krankschreibungen und Frühberentungen aus (z.B. Lohmann-Haislah, 2012), was dann mehr oder weniger als Beleg für die Bedeutung des Burnout-Syndroms interpretiert wird.

Beachte:

Bei Präsentation eines Burnout-Syndroms ist eine sorgfältige Diagnostik möglicher somatischer und psychischer Erkrankungen entlang der Kriterien des ICD-10 unerlässlich.

1.6 Epidemiologie

Prävalenz

Soweit epidemiologische Untersuchungen zum Burnout-Syndrom vorliegen, beruhen diese überwiegend auf dem Maslach Burnout Inventar (MBI). Anhand größerer, allerdings nur begrenzt repräsentativer Stichproben beschrieben sich 10 bis 30 % Prozent aller Befragten als „ausgebrannt oder in einem Stadium des Burnout-Prozesses befindlich“. Konkretere reliable Daten stehen aus, solange verbindliche diagnostische Kriterien fehlen.

Soweit Burnout als Folge von beruflichem Stress angesehen wird, bildet das berufliche Überlastungserleben von arbeitenden Menschen einen unzweifelhaft gesundheitsrelevanten und in der Behandlung zu berücksichtigenden Aspekt. Hierzu liegen umfangreiche Erhebungen vor. Nach dem Stress-Report 2012 (Lohmann-Haislah, 2012) ist eine hohe Stress-Belastung in vielen Berufen virulent.

Massenphänomen beruflicher Stress

Knapp ein Fünftel der repräsentativ Befragten gibt an, mit ihrer Arbeitsmenge überfordert zu sein. Ein Viertel lässt Pausen ausfallen, oft mit der Begründung, zu viel Arbeit zu haben. Mit Blick auf die beruflichen Anforderungen gaben beispielsweise 58 % der repräsentativ Befragten an, „verschiedenartige Arbeiten gleichzeitig zu betreuen“, wobei dies von knapp 20 % als Belastung erlebt wird. Termin- und Leistungsdruck berichten 52 %, 34 % fühlen sich dadurch belastet. Häufige Arbeitsunterbrechungen erfahren 44 %, 26 % leiden darunter. „Sehr schnell arbeiten zu müssen" geben 39 % der Befragten an, wobei insgesamt 20 % darunter leiden. Zwar berichten relativ wenige Personen, an der Grenze ihrer Leistungsfähigkeit arbeiten zu müssen (16 %), nicht rechtzeitig über Veränderungen informiert zu werden (15 %) oder nicht die notwendigen Informationen für die eigene Arbeit zu erhalten (9 %). Sofern gegeben, werden diese Belastungsfaktoren jedoch zu ca. 70 % als Belastung erlebt. Andererseits berichten etwa 50 %, dass ihre Arbeit von „ständig wiederkehrenden Arbeitsvorgängen" dominiert wird, was weniger als 10 % der Befragten als belastend empfinden. Das Vorhandensein dieser beruflichen Anforderungen, wie Termin- und Leistungsdruck, geht mit einer Zunahme um 12 % bis 25 % an psychovegetativen Beschwerden (allgemeine Müdigkeit, Mattigkeit, Schlafstörungen, Nervosität und Reizbarkeit, Niedergeschlagenheit) sowie mit einer Zunahme um 15 % bis 30 % an körperlicher und emotionaler Erschöpfung einher.

Nicht nur der Stress-Report macht deutlich, dass chronischer Stress im Zusammenhang mit der beruflichen Tätigkeit unzweifelhaft von sehr vielen Menschen erlebt wird. Die daraus resultierenden gesundheitlichen Risiken sind bekannt. Der Verdienst von „Burnout" ist insbesondere darin zu sehen, auf diesen Zusammenhang mit einem ausdrucksstarken Bild hinzuweisen. Für die Betroffenen erfüllt die Identifikation mit Burnout eine wichtige kommunikative Funktion. Dies beinhaltet im Kern zwei Botschaften: „Ich leide, und das steht im Zusammenhang mit meiner beruflichen Arbeit." In Kontrast dazu steht der Umstand, dass in der Studie von Hamann und Kollegen (2013) nur die wenigsten psychotherapeutisch Tätigen angaben, Kontakt mit dem Arbeitsplatz ihrer „Burnout-Patienten" zu haben. Dies verweist auf systematische Probleme im Umgang mit Arbeitsbelastungen im Rahmen der medizinischen und psychotherapeutischen Versorgung und die Notwendigkeit, dem Lebensbereich Arbeit eine stärkere Berücksichtigung in der Therapie einzuräumen.

1.7 Burnout: Ein subjektives Störungsmodell

Subjektives Störungsmodell

Unabhängig von psychischer Symptomatik und beruflicher Überlastung lässt sich das Erleben als „ausgebrannt" bzw. die Identifikation mit dem Burnout-Syndrom direkt erfragen. Entsprechend wurde z. B. in Online-Befragungen unter den Versicherten einer großen Betriebskrankenkasse und Beamten verfahren. Auf einer 5er Skala stimmten dabei, unabhängig vom Lebensalter, mehr als 37 % von über 14.000 Befragten der Frage zu, ob sie sich ausgebrannt fühlen. Weniger als 10 % der Befragten bekundeten unter Burnout zu leiden, wobei dessen Häufigkeit mit dem Lebensalter zunimmt. Das englische Synonym scheint in diesem direkten Vergleich eine höhere Symptombelastung zu beschreiben. Jeder dritte der eigener Einschätzung nach vom Burnout-Syndrom Betroffenen und jeder sechste, der sich ausgebrannt fühlte, erfüllte die parallel dazu erfragten Kriterien einer Depression (Hillert & Bäcker, 2015).

Zusammenfassend bleibt festzuhalten, dass gegenwärtig zwei Merkmale des Burnout-Syndroms einer Operationalisierung entsprechend den ICD-10-Standards entgegenstehen: Die fehlende Spezifität der Symptome und die überstarke Bedeutung der Ätiologie (Beruf). Ob sich ein Mensch als ausgebrannt oder vom Burnout-Syndrom betroffen erlebt (was, wie dargestellt, nicht identisch zu sein scheint!), hängt von den manifesten Symptomen, vor allem aber von der Kenntnis und der individuellen Konnotation des Burnout-Syndroms ab. Daher liegt nahe, das Burnout-Syndrom als subjektives Krankheits- bzw. Störungsmodell zu verorten. Als solches wird das Burnout-Syndrom aktuell als besonders schlüssig und im Vergleich zu etablierten psychischen Erkrankungen als weniger stigmatisierend erlebt, mit dem Vorteil, dass mehr psychisch Belastete Zugang zu psychotherapeutischer Unterstützung suchen. Zudem spiegelt der Begriff prägnant die Nebenwirkungen aktueller Fehlentwicklungen in Gesellschaft und Arbeitswelt wider und entlastet den Betroffenen davon, die eigene Erschöpfung auf persönliches Versagen zurückführen zu müssen.

Funktionalität der Symptomatik

Einhergehend mit dem Burnout-Syndrom können Betroffene eben darin sogar einen Beweis ihres (ehemals) herausragenden Engagements und ihrer Leistungsbereitschaft sehen – eine Perspektive, die therapeutische Arbeit eher erschweren dürfte. Die aktuellen Bedürfnissen entgegenkommenden Konnotationen des Burnout-Syndroms erklären zumindest, warum ein konzeptuell schwach definiertes Phänomen eine derartige Popularität und Breitenwirkung entwickeln konnte.

Berufliche Stressbewältigung als Interventionsansatz

Entsprechend der konzeptuellen Unschärfe lässt sich das Burnout-Syndrom nicht durch spezifische Methoden behandeln bzw. verhindern. Diesbezügliche Versprechungen sind und bleiben Slogans in einem prosperierenden Gesundheitsmarkt. Aus verhaltenstherapeutischer Perspektive sollte der Fokus auf einem individuelle Belastungsfaktoren aufgreifenden Behandlungsansatz liegen, um Bewältigungskompetenzen im Umgang mit beruflichen Belastungen zu fördern. Entsprechend werden im Folgenden psychotherapeutische Interventionen zur gezielten Behandlung von beruflichem Stress vorgestellt, die auf einem klinisch-psychologisch und arbeitspsychologisch fundierten Erklärungs- und Veränderungsmodell basieren.

1.8 Psychische Störungen und beruflicher Stress

Trotz aller konzeptionellen Schwächen des Burnout-Konzeptes ist es maßgeblich sein „Verdienst“, den Blick für den Zusammenhang von beruflichem Stress und der Entwicklung von psychischen Störungen geschärft zu haben. Während beispielsweise für depressive Störungen bestimmte Risikofaktoren (z. B. weibliches Geschlecht, Familienstatus ledig oder verwitwet, niedriger sozioökonomischer Status, Substanzmissbrauch, niedriges Selbstwertgefühl, komorbide körperliche und psychische Erkrankungen, frühere psychische Störungen, Suizidversuche, depressive Störungen bei Verwandten ersten Grades) fest etabliert sind, wurde beruflicher Stress in entsprechenden Zusammenstellungen regelmäßig außer Acht gelassen. Dies mag auch damit zusammenhängen, dass beruflicher Stress ein sehr heterogenes und facettenreiches Konstrukt ist, dem ganz unterschiedliche theoretische Annahmen zugrunde liegen (vgl. Kapitel 2). Nach der aktuell vorliegenden Evidenz erhöhen berufliche und außerberufliche Stressoren (häusliche Gewalt, Schulden, Pflege von Angehörigen, niedrige soziale Unterstützung) unabhängig voneinander das Risiko für psychische Erkrankungen. Interessanterweise scheinen außerberufliche Stressoren jedoch nicht systematisch die Anfälligkeit für berufliche Stressoren und damit assoziierte psychische Erkrankungen zu erhöhen.

Beruflicher Stress, Depressionen und Schlafstörungen, kardivaskuläre Erkrankungen

Die Evidenz für den Zusammenhang verschiedener Aspekte von beruflichem Stress zu depressiven Störungen sowie zu einer Angstsymptomatik ist hoch. Zu den am besten belegten Risikofaktoren zählen geringe berufliche Einfluss- und Gestaltungsmöglichkeiten (Low Control), hohe Anforderungen (High Demands), hohe geforderte Verausgabung (Effort), geringe Gratifikationen (Reward), Ungleichgewicht zwischen beruflicher Verausgabung und den dafür erhaltenen Gratifikationen (Effort-Reward-Imbalance), geringe erlebte soziale Unterstützung durch Vorgesetzte und/oder Kollegen sowie Arbeitsplatzunsicherheit. Eine ausgeprägte Effort-Reward-Imbalance geht mit einem erhöhten Risiko einer vorzeitigen Berentung aufgrund einer Depression einher. Dies deckt sich mit dem subjektiven Störungsmodell der Betroffenen, die arbeitsbezogene Belastungen zu den häufigsten Auslösern einer depressiven Störung zählen (Schramm & Berger, 2013).

Das Risiko einer Insomnie steigt durch folgende Risikofaktoren an: lange Arbeitszeiten (>55 Std./Woche), häufige Deadlines, Arbeiten unter den Bedingungen einer Effort-Reward-Imbalance Situation, ungerechte Behandlung, hohe Anforderungen, niedrige Einfluss- und Gestaltungsmöglichkeiten sowie geringe soziale Unterstützung.

Schließlich geht beruflicher Stress im Sinne einer Effort-Reward-Imbalance, geringer Einfluss- und Gestaltungsmöglichkeiten oder hohen Anforderungen mit einer erhöhten Inzidenz für koronare Herzkrankheiten bzw. kardiovaskuläre Krankheiten einher. Beruflicher Stress scheint demnach nicht spezifisch bestimmte gesundheitliche Probleme vorherzusagen, sondern das Risiko für eine Vielzahl von weit verbreiteten Störungen bzw. Erkrankungen zu erhöhen (zusammenfassend siehe Siegrist & Dragano, 2008; Rau & Henkel, 2013, Van Laethem, Beckers, Kompier, Dijksterhuis & Geurts, 2013).

2 Störungstheorien und -modelle

Dem aktuellen gesundheitlichen Allgemeinwissen vieler Menschen entsprechend ist beruflicher Stress ein zentrales Gesundheitsrisiko. Was sich jedoch im Einzelnen und konkret hinter der Überschrift „Stress“ verbirgt, darüber besteht wissenschaftlich wie auch unter Betroffenen wenig Kon-

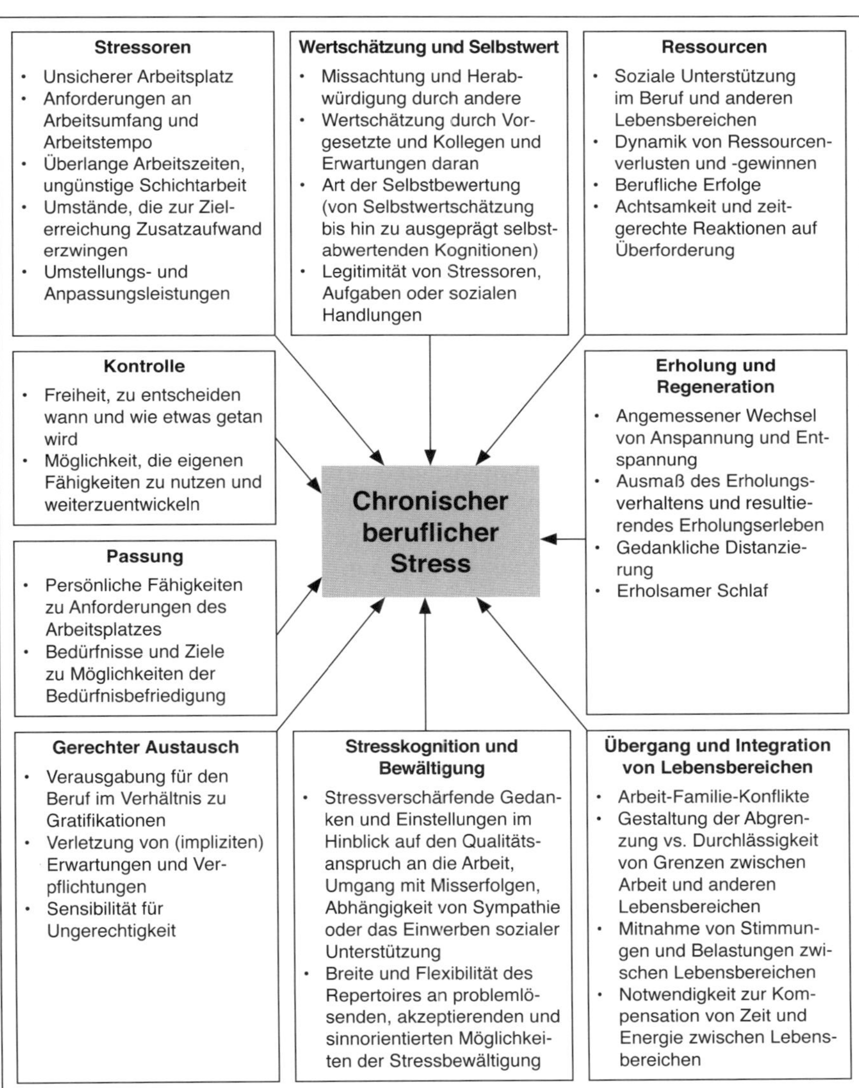

Abbildung 1: Einflussfaktoren auf chronischen beruflichen Stress

sens. Eine basale Definition versteht Stress als einen unangenehmen Spannungszustand (vgl. Zapf & Semmer, 2004), entsprechend einer wörtlichen Übersetzung von „to stress“ als „etwas anspannen“. Faktoren, die zu einem Anspannungszustand oder aber zu Entlastung beitragen können, sind äußerst vielfältig. Daher ist es nicht verwunderlich, dass aktuell kein umfassendes theoretisches Rahmenkonzept zum beruflichen Stress vorliegt.

Nachfolgend werden zentrale Aspekte ausgewählter Modelle und Ansätzen zu beruflichem Stress aufgezeigt, die zusammengenommen einen Überblick auf das berufliche Stressgeschehen erlauben (für einen Überblick siehe Semmer, Grebner & Elfering, 2010; Sonnentag & Fritz, 2010; Wieland, 2010; Zapf & Semmer, 2004). Zu jedem Ansatz wurden Fragen zusammengestellt, die im Rahmen der Stressanamnese (vgl. den Leitfaden zur Stressanamnese in Tabelle 2 in Kap. 3.1) verwendet werden können. Abbildung 1 gibt einen Überblick zu den wichtigsten Einflussfaktoren auf beruflichen Stress und Ansatzpunkten für Interventionen.

2.1 Stressoren-Ansätze

Stressoren sind Merkmale der äußeren Arbeitsbedingungen, die die Wahrscheinlichkeit von Anspannungszuständen erhöhen. Diese Perspektive auf das Stress-Phänomen liegt oft zu Beginn einer Therapie beim Patienten vor.

Anforderungs-/Belastungs-Konzept

Typische Stressoren sind Zeit- und Termindruck, Arbeitsunterbrechungen im Sinn von Störungen, Arbeitsverdichtung, hohe qualitative Anforderungen, Monotonie, Lärm, öffentliche Demütigungen, überlange Arbeitszeiten, ungünstig gestaltete Schichtarbeit (vgl. ICD-10, Z56.3, problematische Arbeitszeiten) oder Arbeitsplatzunsicherheit (vgl. ICD-10, Z56.2, drohender Arbeitsplatzverlust). Stressoren, insbesondere solche, die durch eine ungünstige betriebliche Arbeitsorganisation bedingt sind, führen nach dem Anforderungs-/Belastungs-Konzept dadurch zu Stress, dass sie einen zusätzlichen Arbeitsaufwand erzwingen, um Arbeitsziele dennoch erreichen zu können.

Stress durch Veränderung

Dem Grundgedanken der *Life-Event-Forschung* folgend können alle Arten von Veränderungen in der Lebensumwelt (z. B. Arbeitsplatzwechsel, Umstrukturierungen im Unternehmen) Stressoren sein, da sie eine Anpassungsleistung vom Einzelnen fordern (vgl. ICD-10, Z56.1, der Wechsel des Arbeitsplatzes). Je höher die dabei geforderte Anpassungsleistung, desto größer der resultierende Stress. Da es im Kern um Anpassungsleistungen geht, können auch als positiv bewertete Veränderungen (z. B. eine Beförderung) Stressoren darstellen.

2.2 Modelle der Kontrolle über Arbeitsbedingungen

Die einflussreichste Kontrolltheorie zum beruflichen Stress stellt das *Job-Demand-Control-Modell* dar. Stress hängt demnach nicht alleine davon ab, wie ausgeprägt Stressoren (Demands) sind, sondern auch vom Ausmaß der erlebten Kontrolle (Decision Latitude) über diese Anforderungen (Karasek & Theorell, 1990). Kontrolle setzt sich im Modell aus zwei Komponenten zusammen: der Freiheit Entscheidungen zu treffen (z. B. wann und wie Aufgaben bearbeitet werden können; Decision Authority) und dem Ausmaß, in dem persönliche Fähigkeiten genutzt bzw. weiterentwickelt werden können (Skill Discretion). Aus dieser Perspektive heraus erleiden Berufstätige dann gesundheitliche Schäden, wenn am Arbeitsplatz gleichzeitig hohe Arbeitsanforderungen und geringe Entscheidungsspielräume bestehen (High-Strain-Jobs).

Geringe Kontrolle, hohe Anforderungen

Active-Jobs (hoher Entscheidungsspielraum bei hohen Anforderungen) werden demgegenüber als gesundheitlich günstig angesehen und fördern zudem die Persönlichkeitsentwicklung. Die Dynamik von *Passive-Jobs* (niedriger Entscheidungsspielraum bei niedrigen Anforderungen) erinnert an ätiologische Konzepte der Depression, z. B. „erlernte Hilflosigkeit“. Der Betroffene hat in dieser Konstellation wenig Möglichkeiten, sich als kompetent und selbstwirksam zu erleben, ein Aspekt der beispielsweise auch für den Problemlöseansatz bei Depressionen zentral ist. Das Job-Demand-Control-Modell wurde später um die Soziale Unterstützung am Arbeitsplatz als dritte Komponente erweitert. Dabei weist ein High-Strain-Job mit geringer Unterstützung das höchste Erkrankungsrisiko auf (High Iso-Strain), während gute Unterstützung als Puffer gegenüber Stressreaktionen fungiert.

2.3 Passungsmodelle

Entsprechend der *Person-Environment Fit-Theorie* resultiert Stress aus einer mangelnden Passung zwischen Arbeitssituation und Person. „Passung“ kann sich dabei auf das Verhältnis zwischen der Person und den beruflichen Anforderungen, der Organisation, dem Vorgesetzten und den Kollegen beziehen. Beispielsweise lässt sich nach Harrison die Passung im Hinblick auf zwei Dimensionen beurteilen: Dabei korrespondieren (1) die Anforderungen des Arbeitsplatzes (Demands) mit den persönlichen Fähigkeiten (Abilities) sowie (2) die verfügbaren Möglichkeiten zur Bedarfsbefriedigung (Supplies) mit den persönlichen Bedürfnissen (Needs). Je stärker die Anforderungen die Fähigkeiten übersteigen bzw. je weniger die gegebenen Möglichkeiten zur Bedarfsbefriedigung die persönlichen Bedürfnisse tatsächlich befriedigen, desto stärker das Stresserleben (Edwards, Caplan & Harrison, 1998).

Passung von Person und Arbeitsumfeld

In der *aktuellen Burnout-Theoriebildung* betonen Maslach und Leiter (2008) ebenfalls die Bedeutung der Passung von Arbeitssituation und Person. Bei der Auswahl der Passungs-Dimensionen erfolgte ein Rückgriff auf bekannte theoretische Rahmenmodelle zum beruflichen Stress. Dabei werden sechs Dimensionen berücksichtigt:

1. Verhältnis der qualitativen und quantitativen Arbeitsanforderungen zum Leistungsvermögen,
2. Ausmaß der Kontrolle, der partizipativen Entscheidungsfindung oder Rollenkonflikte,
3. Verhältnis von erwarteten und erhaltenen Gratifikationen,
4. Qualität der sozialen Interaktion, Gemeinschaftssinn vs. soziale Konflikte,
5. Fairness in der Kommunikation, bei Entscheidungsprozessen und der Verteilung von Ressourcen,
6. Passung der persönlichen Werte zu denen der Organisation.

Mangelnde Passung führt demnach zu Erschöpfung. Darüber hinaus führe eine hohe Passung dazu, dass die Arbeit als stimulierend und anregend erlebt werde und Arbeitsaufgaben konzentriert, wirkungsvoll und tatkräftig bearbeitet werden (Work Engagement).

Job Crafting

Während die genannten Modelle ein statisches Verständnis von gegebener oder fehlender Passung haben, beschäftigt sich das Konzept des *Job Crafting* mit der Frage, wie der Einzelne unter den gegebenen Arbeitsbedingungen eine stärkere Passung aktiv herstellen kann. Personen mit hohem Job Crafting neigen dazu, ihre strukturellen Ressourcen (z. B. neue Fertigkeiten erlernen) und sozialen beruflichen Ressourcen (z. B. Vorgesetzte um Rückmeldung bitten, Kollegen um Rat fragen) zu erweitern, hinderliche Anforderungen zu reduzieren (z. B. die Arbeit so organisieren, dass der Kontakt zu emotional schwierigen Personen minimiert wird) und/oder neue Herausforderungen anzunehmen (z. B. sich bei interessanten Projekten selbst als Mitarbeiter ins Spiel bringen; neue Projekte initiieren, wenn wenig Herausforderungen gegeben sind). Auf diese Weise kann proaktiv eine bessere Passung des Arbeitsplatzes zu den eigenen Bedürfnissen und Präferenzen hergestellt werden.

2.4 Reziprozitäts- und Gerechtigkeitsmodelle

Berufliche Gratifikationskrise

Der Grundgedanke des *Modells der beruflichen Gratifikationskrise* (Siegrist, 2002) bezieht sich auf ein faires, ausgeglichenes Verhältnis zwischen der vom Berufstätigen vertraglich verlangten Verausgabung und den dafür vom Arbeitgeber erhaltenen Gratifikationen (vgl. Abb. 2). Im Sinne von Stressoren (vgl. Kap. 2.1) tragen z. B. Zeitdruck, Überstunden, Arbeitsverdichtung oder störende Arbeitsunterbrechungen zur Verausgabung (Effort) bei. Demgegenüber werden drei Gratifikationen spezifiziert: (1) Lohn, (2) Arbeitsplatzsicherheit und Aufstiegschancen, sowie (3) Anerkennung und Wertschätzung durch Vorgesetzte und Kollegen. Arbeitssituationen, in denen die Verausgabung und die dafür erhaltenen Gratifikationen nicht mehr im Gleichgewicht stehen (Effort-Reward-Imbalance), lösen in dieser Perspektive Stress aus.

Hohe Verausgabung, wenig Gratifikationen

Im Kern geht es um die Frage, ob sich die beruflichen Anstrengungen lohnen: Was ist so wichtig, wertvoll und sinnvoll, dass man dafür eine hohe Verausgabung auf sich nimmt? Ein Ungleichgewicht von Verausgabung und Gratifikationen kann darüber hinaus durch die individuelle Bereitschaft zu überhöhter Verausgabung (Overcommitment) hervorgerufen oder verstärkt werden (vgl. ICD-10, Z73.1, Überstarke berufliche Verausgabung). Eine über das ursprüngliche Modell hinausgehende Ergänzung, welche zentrale Implikationen zur Ableitung therapeutischer Interventionen erlaubt, bildet die individuelle Fähigkeit zur Selbstwertschätzung, die als personales Gegenstück zu der von außen erhaltenen Wertschätzung durch Vorgesetzte und Kollegen konzipiert wurde (vgl. Kapitel 4).

Psychologischer Vertrag

Während das Modell der beruflichen Gratifikationskrise stärker die vertraglich geregelten Aspekte im Blick hat, betont das Konzept des psychologi-

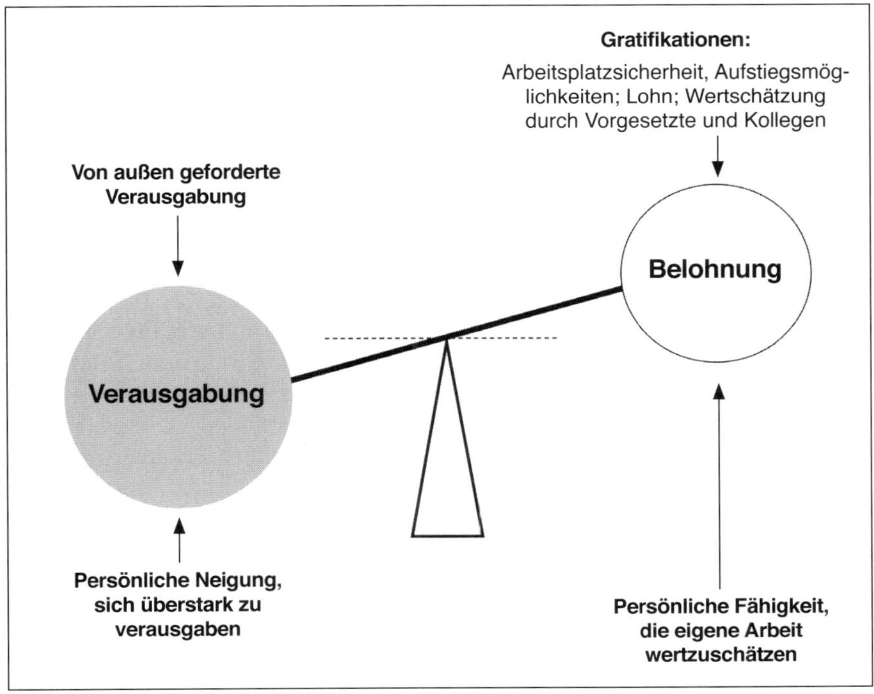

Abbildung 2: (Erweitertes) Modell der beruflichen Gratifikationskrise (nach Siegrist, 2002; Erweiterung nach Lehr, 2009)

schen Vertrages gerade die impliziten oder informellen Verpflichtungen und Erwartungen zwischen Arbeitnehmer und Arbeitgeber. Wird eine Vertragsverletzung wahrgenommen, können Motivations- und Leistungsverlust, kontraproduktives Verhalten, innere oder tatsächliche Kündigung sowie Stress und Verbitterung die Folge sein.

Gerechtigkeit

Die Frage nach dem fairen Austausch von Verausgabung und Gratifikationen kann auch unter der *Perspektive der Gerechtigkeit* betrachtet werden. Traditionell werden drei Arten von Gerechtigkeit in Organisationen unterschieden: (1) die distributive Gerechtigkeit, d. h. eine faire Verteilung von Gewinnen wie z. B. in Form des Arbeitslohns, (2) die prozedurale Gerechtigkeit, d. h. faire Prozesse, z. B. bei der Entscheidungsfindung über das Lohnniveau, (3) die interaktionale Gerechtigkeit, d. h. der Zugang zu ausreichend Informationen in Verteilungsprozessen und ein respektvoller und wertschätzender Umgangsstil. Stress wird demnach auf das Erleben von Ungerechtigkeit zurückgeführt. Je nach persönlicher Sensibilität für Ungerechtigkeit variiert die Intensität von Stress- und Ärgerreaktionen, Rumination, Verbitterung sowie das Bestreben, die erfahrene Ungerechtigkeit auszugleichen.

2.5 Stresskognitionen und Bewältigungsverhalten

Die meisten etablierten Trainings zur Stressbewältigung beziehen sich auf das *transaktionale Stressmodell* (Lazarus, 1999). Nach diesem Konzept hängt es entscheidend von der individuellen Bewertung (Appraisal) und dem Bewältigungsverhalten (Coping) ab, ob eine Situation Stress auslöst. Die zentrale Rolle von Bewertungen eignet sich in besonderem Maße als Rational für kognitive Interventionen in Stressbewältigungstrainings.

Stressverschärfende Kognitionen

Die Unterscheidung von problem- und emotionsorientierter Bewältigung bildet den theoretischen Hintergrund für die Integration von Problemlöseinterventionen und Entspannungsverfahren in Stresstrainings. Emotionsorientierte Bewältigung kann zudem Strategien umfassen, die auf Akzeptanz und Toleranz von unangenehmen Spannungszuständen abzielen. Soziale und bedeutungsorientierte Bewältigung stellen neuere Perspektiven dar. Bei letzterem wird die Möglichkeit von Sinnfindung in problematischen Situationen thematisiert. Versuche, die Nützlichkeit einzelner Strategien zur Stressbewältigung a priori festzulegen, stoßen regelmäßig an ihre Grenzen. Wichtiger als die Funktionalität einzelner Strategien erscheint die Frage nach der Breite des Repertoires an unterschiedlichen Strategien zur Stressbewältigung.

Breites Repertoire und Flexibilität

Auf der Grundlage eines breiten Repertoires kann der Betroffene idealerweise flexibel auf jene Strategien zurückgreifen, die in der jeweiligen Situation die größte Wirksamkeit entfalten. Ein wichtiges Situationsmerkmal ist dabei deren Beeinflussbarkeit, die z. B. darüber entscheidet, ob problemlösende oder akzeptierende Strategien im Sinne einer Stressreduktion funktionaler sind.

2.6 Stress als Bedrohung des Selbstwerts

Im Konzept des *Stress as Offense to Self* ist die Bedrohung des Selbstwertes der Kern vieler Stresserfahrungen (Semmer & Jacobshagen, 2003). Grundlage bildet die Annahme, dass der Selbstwert auf einer positiven Bewertung durch andere sowie auf der positiven Bewertung der eigenen Person durch sich selbst beruht.

Wertschätzung und Selbstwert

Hieraus ergeben sich zwei Quellen der Selbstwertbedrohung: (1) mangelnde Wertschätzung in Form von Missachtung und Herabwürdigung durch andere (Stress as Disrespect), (2) negative Bewertung der eigenen Person durch die Person selbst, z. B. Bewertung von beruflichen Misserfolgen als persönliches Versagen (Stress through Insufficiency). Da der Schutz des Selbstwertes ein grundlegendes und starkes Motiv ist, wird angenommen, dass Stressreaktionen umso stärker ausfallen, je stärker der Selbstwert bedroht ist. Missachtung durch andere kann sich in drei Bereichen zeigen: (1) illegitime soziale Handlungen, (2) illegitime Stressoren, (3), illegitime Aufgaben. Zu den illegitimen sozialen Handlungen zählen als rücksichtslos oder unfair empfundenes Verhalten, unbedachtes Feedback, öffentliche Herabwürdigungen bis hin zu Mobbing. Auch soziale Unterstützung, die nicht selbstwertschonend gegeben wird, fällt darunter. Stressoren, wie z. B. Zeitdruck oder eine schlechte technische Ausstattung, werden dann als illegitim betrachtet, wenn sie als vermeidbar attribuiert werden. In diesem Fall werden die Stressoren als nicht gerechtfertigt, fahrlässig herbeigeführt und damit als Ausdruck mangelnder Wertschätzung bewertet. Entsprechend ihrem Maß an Illegitimität verstärkt sich die Wirkung von Stressoren. Schließlich können Arbeitsaufgaben (z. B. Dokumentationspflichten) als unterschiedlich belastend angesehen werden, je nachdem, ob sie als notwendiger und legitimer oder illegitimer Bestandteil der jeweiligen Berufsrolle angesehen werden.

2.7 Ressourcenorientierte Ansätze

Theorie der Ressourcenerhaltung

Der Zusammenhang von Ressourcen und Stress wurde in besonderer Weise von Hobfoll (2001) in der Theorie der Ressourcenerhaltung *(Conservation of Resources)* herausgearbeitet. Sie basiert auf der Grundannahme, dass Menschen danach streben, die Dinge bzw. Ressourcen zu erhalten, zu vermehren und zu schützen, die sie als wertvoll ansehen. Ressourcen können persönliche Merkmale (z. B. Kompetenzen, Selbstvertrauen, Selbstwertgefühl), Objekte (z. B. Wohnung, Auto), Bedingungen (z. B. sicherer Arbeitsplatz, Familienzugehörigkeit) oder Energien (z. B. Geld, Zeit, Wissen) sein, die für den Erwerb von Ressourcen bedeutsam sind.

Gewinn und Verlust von Ressourcen

Stress tritt ein, wenn (1) der Verlust von Ressourcen droht, (2) der Verlust von Ressourcen tatsächlich eintritt oder (3) der Zugewinn von Ressourcen blockiert ist, obwohl zuvor dafür in bedeutsamer Weise Energie und Zeit investiert wurden. Letzteres wird besonders im Zusammenhang mit Burnout als bedeutsam erachtet. Das erste Prinzip der Theorie besagt, dass der Verlust an Ressourcen ungleich bedeutsamer ist als der Ressourcengewinn. Die Wirkung von Verlusten ist intensiver, tritt schneller ein und beschleunigt sich zunehmend. Nach dem zweiten Prinzip ist es notwendig, Ressourcen zu investieren, um sich vor weiteren Ressourcenverlusten zu schützen oder neue Ressourcen zu gewinnen. Gerade für gestresste und erschöpfte Personen ist z. B. die Teilnahme an einem Stresstraining oft deshalb so schwierig, da dies eine Investition von Ressourcen bedeutet. Aus den Prinzipien werden verschiedene Schlussfolgerungen abgeleitet. Personen mit geringen Ressourcen sind verletzlicher für Ressourcenverluste. Gleichzeitig ist es für vorbelastete Personen schwerer, neue Ressourcen zu gewinnen, woraus sich eine ungünstige und sich beschleunigende Dynamik (Verlustspirale) entwickeln kann. Umgekehrt sind Personen mit vielen Ressourcen weniger anfällig für Ressourcenverluste und leichter in der Lage, neue hinzuzugewinnen (Gewinnspirale). Auch wird angenommen, dass Menschen mit weniger Ressourcen zu defensiven, mitunter dysfunktionalen Strategien neigen, um die verbleibenden Ressourcen zu schützen.

Das *Job Demands-Resources-Modell* basiert auf der Annahme, dass berufliche Anforderungen (Demands) zu Stressreaktionen bzw. gesundheitlichen Problemen führen, während sich berufliche Ressourcen primär auf die Leistungsmotivation und das Engagement auswirken. Zudem können Ressourcen günstig auf den Zusammenhang von Anforderungen und Stressreaktionen einwirken.

Während die Theorie der Ressourcenerhaltung oder das Job Demands-Resources-Modell allgemeine Ansätze darstellen, können auch einzelne Ressourcen näher betrachtet werden. Dabei können berufliche Ressourcen (z. B. beruflicher Erfolg, fachliche Fähigkeiten, soziale Unterstützung durch Kollegen) und allgemeine Ressourcen (z. B. Selbstwirksamkeit, Optimismus, Kohärenzsinn, Resilienz, Achtsamkeit) unterschieden werden.

Beruflicher Erfolg

Berufliche Erfolge stehen im Zentrum des Erfolgs-Ressourcen-Modells *(Success Resource Model of Job Stress)*. Subjektiver Erfolg bezieht sich dabei auf einzelne konkrete Erfahrungen. Es werden vier Erfolgsdimensionen berücksichtigt: (1) Das Erreichen von Zielen, diese trotz Hindernissen zu erreichen und die Möglichkeit, eigene Ziele und Ideen verfolgen können, (2) pro-sozialer Erfolg, d. h. einen positiven Beitrag zur Verbesserung der Situation anderer geleistet zu haben, (3) positive Rückmeldung und Anerkennung guter Arbeit, sowie (4) Karriere-Erfolg, d.h. das Erreichen bestimmter Meilensteine in der Karriere (z.B. Weiterqualifikation, Beförderung). Berufliche Erfolge können den ungünstigen Einfluss von Stressoren abmildern und führen direkt zu positiven Effekten in Bezug auf Wohlbefinden und Gesundheit. Besonders beachtet wird die Rolle positiver Gefühle. Diese führen gemäß der *Broaden-and-Build-Theorie positiver Emotionen* von Fredickson zu einer Aufwärtsspirale. Positive Emotionen regen zur Erweiterung des persönlichen Ressourcen-Repertoires (Broaden) ebenso an, wie zum Aufbau neuer Ressourcen (Build), z.B. in Form von Anerkennung, sozialen Kontakten, finanziellen Spielräumen, fachlichen Fähigkeiten oder Selbstwirksamkeit. Dies erleichtert zukünftigen beruflichen Erfolg ebenso wie den weiteren Zugewinn von Ressourcen.

Mindfulness

Eine allgemeine Ressource zur Stressbewältigung stellt Achtsamkeit *(Mindfulness)* dar. Achtsamkeit umfasst folgende empirisch abgrenzbare Facetten: (1) die Fähigkeit, eigene Empfindungen, Gedanken oder Gefühle zu beobachten, (2) die Fähigkeit, diese inneren Zustände, z.B. Gefühle, verbalisieren zu können, (3) eine bewertungsfreie Wahrnehmung von Gedanken oder Gefühlen, (4) die Fähigkeit, auf solche inneren Erfahrungen nicht zu reagieren, sowie (5) die Fähigkeit, ganz in der Gegenwart sein zu können. Das Gegenteil eines Zustands nichtwertender Achtsamkeit (Being Mode, vgl. Mindfulness-based Cognitive Therapy) wäre ein von Grübeln über Vergangenes oder Sorgen um Zukünftiges gekennzeichnetes Getriebensein (Doing Mode). Dabei werden wie bei einem Autopiloten überlernte automatisierte Denk- und Handlungsschemata wirksam. Im Kontext von beruflichem Stress erscheint Achtsamkeit von Bedeutung, z.B. um eigene Überforderungszustände wahrzunehmen, auf diese zeitnah und bedürfnisgerecht zu reagieren und Erholungsaktivitäten als erholsam erleben zu können.

2.8 Erholung und Regeneration

In den vergangenen Jahren konnte sich die Erholungsforschung als eigene Forschungsrichtung etablieren. Dabei wird der Zyklus aus Phasen des beruflichen Engagements und der Regeneration betont. Entsprechend dieser Perspektive geht es weniger um die Reduktion von kurzfristigen Anspannungszuständen oder die Optimierung von Stressbewältigungsstrategien, sondern um das Gelingen von Erholung nach beruflicher Verausgabung (vgl. ICD-10, Z73.2, mangelnde Freizeit und Entspannung).

Die Bedeutung von Erholung für die Entwicklung von akutem zu chronischem Stress wurde in der *Effort-Recovery-Theorie* herausgearbeitet. Zur erfolgreichen Bewältigung beruflicher Anforderungen werden körperliche Systeme aktiviert (akuter Stress), die im Normalfall nach Beendigung der

Arbeit wieder auf ihr Ausgangsniveau zurückkehren, bevor eine neue Arbeitsphase beginnt. Unvollständige Erholung liegt dann vor, wenn die Aktivierung über arbeitsfreie Phasen hinweg erhöht bleibt. In diesem Fall beginnt die nächste Arbeitsphase unter erschwerten Bedingungen. Es müssen zusätzliche Ressourcen investiert werden, um diese ungünstige Ausgangslage zu kompensieren. Daraus kann sich ein kumulativer Prozess entwickeln, der zu chronischem Stress und gesundheitlichen Störungen führt. Auch außerberufliche Aktivitäten, die dieselben körperlichen Systeme aktivieren, begünstigen diese Entwicklung von chronischem Stress. Die Theorie der *Allostatischen Last* spezifiziert die beteiligten biologischen Prozesse, deren Kenntnis sich im Rahmen der Psychoedukation mit manchen Patienten als nützlich erweist.

Das *Konzept der Regeneration* beschreibt die Bausteine der Erholung näher. Demnach umfasst Regeneration (1) alltägliche erholsame Aktivitäten (z. B. Freunde treffen, Kaffee trinken, Sport treiben), (2) die gedankliche Distanzierung von beruflichen Problemen sowie (3) den erholsamen Schlaf als bedeutsamsten Baustein des Regenerationsprozesses (vgl. Abb. 3).

Gedankliche Distanzierung

Wert- und Präferenzentscheidungen, die den beruflichen Lebensbereich zu sehr in den Vordergrund stellen, bergen die Gefahr, dass erholsame Aktivitäten vernachlässigt werden. Erholsame Aktivitäten dienen der gedanklichen Distanzierung, erlauben ein Zur-Ruhe-Kommen und das Sammeln neuer Kräfte und/oder dienen dazu, die eigenen Fähigkeiten angenehm herauszufordern. Besonders am Abend beeinträchtigt misslingende Distanzierung in Form von kreisenden Gedanken, Grübeln und Sorgen den Schlaf deutlich. Ist dieser grundlegende Erholungsprozess länger gestört, stellt sich tagsüber Erschöpfung ein, die verbunden mit einer erhöhten (emotionalen) Vulnerabilität das Stresserleben verstärkt, was wiederum die gedankliche Distanzierung

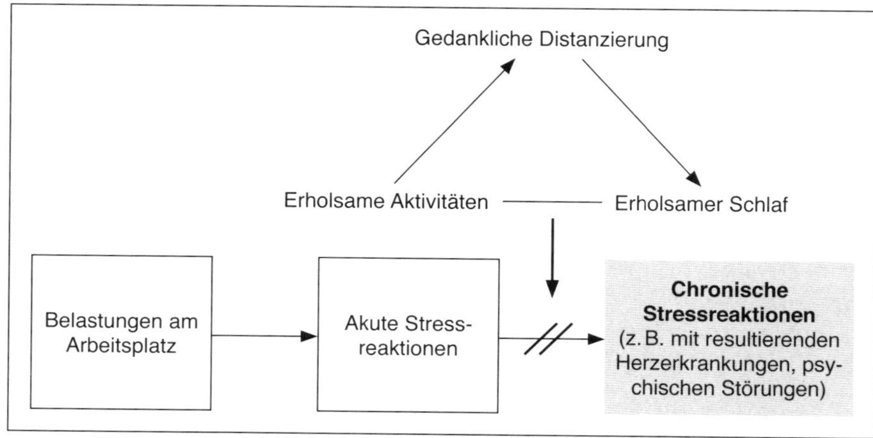

Abbildung 3: Akuter Stress, chronischer Stress und Regeneration (nach Lehr, Heber & Thiart, 2012, S. 182)

verlangsamt. Ein Teufelskreis bzw. eine Verlustspirale entsteht. Entsprechend wird die Förderung funktionalen Erholungsverhaltens, die Stärkung der Fähigkeit zu gedanklicher Distanzierung (z. B. durch positive Tagesreflektionen am Abend) und die Förderung eines erholsamen Schlafes betont.

Das Konzept der Regeneration basiert auf dem Phasenmodell der Erholung (vgl. Abb. 8, S. 68). Demnach beginnt eine Erholungsphase mit der Distanzierung von vorausgehenden Belastungen, bei der sich die Anspannung langsam reduziert. Erst im Anschluss kann Erholung und Entspannung im engeren Sinne einsetzen. Diese Kernphase der Erholung kann auch darin bestehen, sich angenehm herauszufordern oder in sinnstiftenden Tätigkeiten eingebunden zu sein. Die gedankliche Neuorientierung auf die nächste Belastungsphase (z. B. die bevorstehende Arbeitswoche) gehört zwar formal noch zur Erholung, allerdings steigt der Spannungszustand bereits wieder an. Probleme bei der Gestaltung von Erholung resultieren oftmals daraus, dass bei der persönlichen Zeitplanung die Erholungsrandphasen (Distanzierung und Neuorientierung) zu wenig berücksichtigt werden.

2.9 Ansätze des Übergangs und der Integration von Lebensbereichen

Bei den *Work-Nonwork Interface-Ansätzen* werden der Übergang und das Verhältnis von Arbeitsleben und außerberuflichen Lebensbereichen in den Blick genommen. Das Konzept *Boundary Work* bzw. *Boundary Management* beschreibt, wie die Grenzen und Brücken zwischen Lebensbereichen gestaltet bzw. ausgehandelt werden. Gerade der Konflikt zwischen dem beruflichen und dem familiären Lebensbereich ist deutlich mit emotionaler Erschöpfung assoziiert. Im Sinne eines Teufelskreises verstärken sich Erschöpfung, zunehmender Druck bei der Arbeit und Konflikte zwischen den Lebensbereichen Arbeit und Familie. Der Begriff „Work-Life Balance" ist in diesem Zusammenhang nicht unproblematisch, da er „Leben" in einen Gegensatz zur Arbeit setzt.

Boundary Management

Die Grenzen zwischen dem beruflichen und dem außerberuflichen Lebensbereich können als sozial auszuhandelnde Regeln verstanden werden. Dabei stehen der Präferenz des Einzelnen entsprechenden Erwartungen des Arbeitsgebers, der Kollegen, der Kunden oder der Familie gegenüber z. B. Grenzen von strikter Trennung, selektiver Durchlässigkeit bis hin zu völliger Integration. Da berufliche Probleme stärker dazu neigen, in die außerberuflichen Lebensbereiche einzudringen, ist die erfolgreiche Abgrenzung der Lebensbereiche in dieser Richtung besonders wichtig. Ein maßvolles, jedoch nicht rigides, aktives Eingrenzen der Arbeit schafft die Voraussetzung für eine erfolgreiche gedankliche Distanzierung und ermöglicht damit Erholungsprozesse. Umgekehrt können unterschiedliche Präferenzen nach Integration problematisch sein, z. B. wenn ein Kollege mehr privaten Kontakt möchte, der andere aber bevorzugt den Kontakt auf die Arbeit begrenzt. Es gibt eine Vielzahl von Strategien *(Boundary Work Tactics)*, wie die Durchlässigkeit der Grenzen gestaltet werden kann, z. B. Kommunikation und Aushandeln von Erwartungen an Abgrenzung- oder Integration, technische Mittel (z. B. unterschiedliche Telefonnummern oder E-Mail-Adressen), Prioritätensetzung, wann welche Anforderung aus den verschiedenen Lebensbereich wichtiger ist, selektive Durchlässigkeit zwischen den Lebensbereichen für bestimmte Personen oder Aufgaben, der persönliche Einsatz von Ritualen (z. B. die Kleidung zu wechseln), bewusste Anpassung der räumlichen Entfernung bzw. Abgrenzung von Arbeit und anderen Lebensbereichen.

Der berufliche Lebensbereich und die außerberuflichen Lebensbereiche können in einem kompensatorischen Verhältnis zueinander stehen (Kompensationsmodell). In diesem Fall werden negative Erfahrungen in einem Bereich durch positive Erfahrungen in dem anderen ausgeglichen oder der hohe Einsatz von Ressourcen (z. B. Zeit, Energie) wird durch einen niedrigeren Einsatz dieser Ressourcen im anderen Lebensbereich kompensiert.

Spillover und Crossover

Beim Spillover geht es darum, welche Erfahrungen (v. a. Stimmungen, Belastungserleben) aus dem einen Lebensbereich in den anderen „mitgenommen" werden. Dabei lassen sich vier Perspektiven unterscheiden: Welche positiven (bzw. negativen) Einflüsse hat der berufliche Bereich auf andere Lebensbereiche sowie welche positiven (bzw. negativen) Einflüsse haben außerberufliche Lebensbereiche auf den Beruf? Damit stellt sich explizit die Frage nach der wechselseitigen Bereicherung von Lebensbereichen. Um eine Erweiterung geht es beim Crossover, in dem z. B. analysiert wird, ob sich der Arbeitsstress des einen Partners nicht nur in dessen eigenen außerberuflichen Lebensbereichen fortsetzt, sondern darüber hinaus auf den anderen Partner überträgt.

Biologische Stresskonzepte

Theoretische Rahmenkonzepte zu (biologischen) Stressreaktionen wie der Fight-or-Flight Reaktion (Kampf oder Flucht) von Cannon, das Allgemeine Adaptations Syndrom nach Selye oder aktuellere Stresskonzeptionen, wie das Modell der allostatischen Last, liefern nützliche Heuristiken (z. B. Aktivierung aller für Kampf und Flucht wichtigen Systeme bei Hemmung aller anderen Systeme) und Hintergrundwissen für die Therapie. Dies ist gerade dann angezeigt, wenn es darum geht, die Beziehung zwischen Stress und bestimmten Beschwerden für den Patienten plausibel herzustellen (z. B. reduziertes sexuelles Interesse unter Stress) oder Patienten ein erhöhtes Bedürfnis nach biologischen Erklärungs- und Veränderungsmodellen aufweisen (für einen Überblick siehe Anisman, 2014).

Angesichts der Vielzahl der dargestellten Ursachen für chronischen beruflichen Stress und der ebenso vielfältigen Ansatzpunkte für eine Stressreduktion, kann die folgende Hochwasser-Metapher kreativ weiterentwickelt, angepasst und in die Therapie eingebracht werden:

Hochwasser-Metapher

Jemand steht bis zu den Knien im Hochwasser, da wo sonst das Wohnzimmer ist, schwimmen nun die Sessel herum. Vielleicht ist die berufsbezogene Psychotherapie bei chronischem Stress so etwas, wie die gemeinsame Arbeit daran, das Haus wieder bewohnbar und angenehm zu machen.

Warum steht der arme Tropf aber überhaupt im Hochwasser? Möglicherweise hat er sein Haus an einem ungünstigen Platz gebaut und versäumt, es gegen Hochwasser abzusichern. Andere haben in derselben Straße gebaut und deren Haus ist nicht vollgelaufen. Selbst schuld, persönliches Versagen? Oder waren nicht doch die zu kleinen Talsperren an den Zuläufen verantwortlich? Zudem, der knauserige Bürgermeister wollte nicht in die Erneuerung der Deiche investieren und die haben nun nicht gehalten. Haben wir da nicht den Verantwortlichen gefunden? Oder ist das alles nicht zu klein gedacht, denn sind es nicht letztlich die Autofahrer und Kohlekraftwerkbetreiber, die den Klimawandel verursachen, der wiederum zu Starkregen in bislang unbekannter Stärke führt? Wahrscheinlich von allem ein wenig, zusammen aber zu viel.

Müssen diese Ursachen bekämpft werden, um das nächste Hochwasser zu verhindern? Möglicherweise, aber nicht notwendigerweise. Erklärt sich der Landrat des Kreises am Oberlauf endlich bereit, ein Hochwasserpolder zuzulassen, wird die eine und andere Flussbegradigung zurückgebaut oder ruft unser vom Hochwasser Getroffener zukünftig schneller alle Freunde zusammen, die ihm beim Füllen der Sandsäcke helfen, dann könnte er beim nächsten Mal ebenfalls im trockenen Wohnzimmer sitzen, bis die Scheitelwelle der Flut vorüber ist.

3 Diagnostik und Indikation

Ergänzung störungsspezifischer Therapien

Berufsbezogene Behandlungselemente bilden bei chronischem beruflichem Überlastungserleben eine sinnvolle und notwendige Ergänzung der störungsspezifischen Therapie. Beispielsweise kann die Sicherstellung einer stabilen Erwerbssituation und deren Bewältigung eine wichtige Basis für die tragfähige und alltagstaugliche Bewältigung der Hauptsymptomatik (z. B. einer depressiven Störung) darstellen. Da für den Bereich berufsbezogener Interventionen die für störungsspezifische Behandlungsansätze üblichen

Behandlungsleitlinien, Übersichtsarbeiten und Metaanalysen fehlen, muss auf bewährte klinische Standards zurückgegriffen werden.

Im folgenden Abschnitt wird zunächst beschrieben, welche Merkmale im Rahmen einer Berufsanamnese zur Indikationsstellung für berufsbezogene Interventionen erhoben werden sollten. Darüber hinaus werden standardisierte Selbsteinschätzungsinstrumente vorgestellt. Beide Informationsquellen erlauben die Beurteilung von Ein- und Ausschlusskriterien für berufsbezogene Interventionen, die sich beispielsweise zur Indikationsstellung für berufsbezogene Gruppeninterventionen bewährt haben. Abschließend wird ein Überblick über vorliegende berufsbezogene Behandlungsprogramme gegeben.

3.1 Individuelle Berufs- und Stressanamnese

Berufsanamnese

Im Rahmen der individuellen Berufsanamnese werden zusätzlich zur störungsspezifischen Diagnostik und der individuellen Verhaltens- und Bedingungsanalyse die folgenden beruflichen Merkmale erhoben (vgl. auch Karte „Merkmale der Berufsanamnese" am Ende des Buches):

1. *Aktuelles Arbeitsverhältnis:* Besteht ein vollschichtiges (ca. 40 Wochenstunden), halbschichtiges (ca. 20 Wochenstunden) oder unter halbschichtiges Arbeitsverhältnis (Arbeitszeiten)? Gibt es Schicht- oder Wochenendarbeit?
2. *Ausbildung und Berufserfahrung:* Welcher Schulabschluss wurde absolviert (Schulform)? Welche Berufsausbildung(en) wurde(n) abgeschlossen? Wie lange ist die Berufserfahrung (in Jahren)? Sind besondere Ereignisse zu berücksichtigen (z. B. Auszeiten für Kinderbetreuung oder Pflege von Angehörigen, Arbeitslosigkeit, berufliche Umorientierung, zweiter Bildungsweg)?
3. *Organisation:* In welcher Organisation ist der Betroffene tätig (Größe, Branche, Hierarchieebene, besondere Ereignisse wie Personalabbau oder Umstrukturierungsmaßnahmen)? Wie lange besteht das Arbeitsverhältnis (Dauer)? Wie häufig wurde der Arbeitsgeber (extern) bzw. die Abteilung (intern) gewechselt?
4. *Arbeitsunfähigkeitszeiten:* Besteht aktuell eine Krankschreibung/Arbeitsunfähigkeit (ja/nein bzw. wie lange)? In welchem Ausmaß bestand innerhalb der zurückliegenden 12 Monate eine Arbeitsunfähigkeit? Besteht ein Grad der Behinderung (GdB)?
5. *Reduzierte Leistungsfähigkeit/Präsentismus:* Anzahl der Tage an denen gearbeitet wurde, obwohl eine gesundheitliche Beeinträchtigung vorhanden war. Prozentangabe dazu, wie ausgeprägt die Leistungsfähigkeit an diesen Tagen war, im Vergleich zu „normalen" Tagen ohne Beeinträchtigung (entspricht 100 %). Wie lange würde es dauern, die dadurch nicht erledigte Arbeit nachzuarbeiten?

6. *Berufliche Perspektive*: Ist das aktuelle Arbeitsverhältnis befristet oder unbefristet? Besteht ein Wunsch nach Stellenwechsel und wurden ggf. Schritte in diese Richtung eingeleitet?
7. *Rente:* Besteht die Absicht zu einer Rentenantragsstellung (ja, nein oder vielleicht/Ambivalenz)? Wurde ein Rentenantrag gestellt bzw. besteht ein laufendes Rentenverfahren?
8. *Finanzielle Situation:* Wie ist die finanzielle Situation des Betroffenen bzw. die Versorgung in Partnerschaft und Familie? Hat der Patient Schulden?
9. *Außerberufliche Verpflichtungen:* Hat der Patient Kinder im versorgungsbedürftigen Alter? Gibt es pflegebedürftige Angehörige? Gibt es zusätzliche Verpflichtungen (z. B. Nebenjob oder Ehrenamt)?
10. *Ausgleichsressourcen:* Welche Ausgleichsinteressen/-aktivitäten sind dem Patienten vertraut? Welche Möglichkeiten zu sozialer Unterstützung (Partnerschaft, Familie, Freunde, Kollegen) stehen zur Verfügung? Auf welche Fähigkeiten/Fertigkeiten, welche zeitlichen oder auch finanziellen Ressourcen kann zurückgegriffen werden?

Stressanamnese

Die Stressanamnese dient dazu, genauer zu identifizieren, welche Aspekte der beruflichen Situation zum Erleben von chronischer Anspannung beitragen. Sie orientiert sich an den in Kapitel 2 dargestellten Theorien und Konzepten. Leitfragen zur individuellen Exploration sind in Tabelle 2 zusammengestellt.

Tabelle 2: Leitfragen zur Stressanamnese

Fragen nach Stressoren	– Wie schätzen Sie die Sicherheit Ihres Arbeitsplatzes ein? Wie hoch ist das Risiko, dass Sie Ihren Arbeitsplatz verlieren könnten? – Ist der Umfang bzw. die Menge Ihrer Arbeitsaufgaben der dafür zur Verfügung stehenden Zeit angemessen? Wie sehen Ihre Kollegen das? – Sind die Ansprüche Ihrer Vorgesetzten, Kollegen, Kunden etc. an die Qualität Ihrer Arbeit angemessen? – Welche Hindernisse gibt es an Ihrem Arbeitsplatz, die die Arbeit zusätzlich erschweren? Was verhindert, dass Sie Ihre Arbeitsziele erreichen können? – Gab es im letzten Jahr Veränderungen in Ihrer Arbeit? Denken Sie dabei bitte an unerwünschte wie auch an erwünschte Veränderungen. Wie groß war für Sie die Umstellung, um mit diesen Veränderungen zurechtzukommen? Erwarten Sie demnächst Veränderungen?
Fragen nach dem Erleben von Kontrolle und Beeinflussbarkeit	– In welchen Bereichen können Sie selbst entscheiden, welche Arbeitsaufgaben Sie angehen? – In welchem Ausmaß können Sie selbst entscheiden, wie und wann Sie Ihre Arbeitsaufgaben erledigen? – Können Sie Ihre Fähigkeiten in Ihre Arbeit angemessen einbringen und entfalten? Haben Sie dabei auch Gelegenheit, Ihre Fähigkeiten weiterzuentwickeln?

Tabelle 2: Fortsetzung

Fragen zur Passung von Arbeitsplatz und Person	– Inwieweit entsprechen Ihre eigenen Fähigkeiten dem, was Ihre Arbeitsstelle erfordert? – Wie gut werden Ihre persönlichen Bedürfnisse und Interessen durch die Inhalte und die Rahmenbedingungen Ihrer Arbeit befriedigt? – Wie gut passen das, was Ihnen persönlich wichtig ist, und die Werte der Firma, für die Sie tätig sind, zusammen? – Wie wichtig sind für Sie gute persönliche Beziehungen und ein Gemeinschaftsgefühl am Arbeitsplatz? Inwieweit entspricht dies der Realität an Ihrer Arbeitsstelle? – Manche Menschen entwickeln große Kreativität darin, die Arbeit so zu organisieren, dass sie besser zu den eigenen Bedürfnissen und Fähigkeiten passt. Welche Erfahrung haben Sie damit gemacht? Welche Chancen erwarten Sie auf diesem Gebiet?
Fragen zum Erleben von Reziprozität und Gerechtigkeit	– Wie stark engagieren Sie sich für Ihre Arbeit: Wie angemessen erleben Sie relativ dazu Ihr Gehalt und Ihre Chancen, beruflich weiterzukommen? – Wenn Sie daran denken, in welchem Ausmaß Sie sich für Ihre Arbeit engagieren: Wie angemessen empfinden Sie die Anerkennung, die Sie dafür durch Ihre Kollegen oder Vorgesetzten erhalten? Gibt es weitere Personen, deren Anerkennung Ihrer Arbeit für Sie wichtig ist? – Wenn Sie Ihre Arbeit erledigt haben, wie gut können Sie das Erreichte und Ihre Erfolge selbst anerkennen und würdigen? – Vieles wird durch Verträge geregelt, anderes basiert auf mündlichen Absprachen oder unausgesprochenen Erwartungen. Hält Ihr Arbeitgeber solche mündlichen Absprachen und unausgesprochenen Erwartungen ein? – Haben Sie den Eindruck, fair an den Erfolgen Ihres Unternehmens oder Ihrer Abteilung beteiligt (und entsprechend bezahlt) zu werden? – Wenn es darum geht, wie an Ihrer Arbeitsstelle Entscheidungen getroffen werden: Haben Sie den Eindruck, fair an Entscheidungsfindungen beteiligt zu sein? – Werden Sie hinreichend über wichtige Entwicklungen in Ihrem Unternehmen oder Ihrer Abteilung informiert? Können Sie diese Informationen bekommen, wenn Sie danach fragen? – Wenn Sie eine Form von Ungerechtigkeit erleben, in welchem Ausmaß und wie lange beschäftigt Sie dies?
Fragen zu Stresskognitionen und Bewältigungsverhalten	– Wenn Sie an eine Situation denken, die Sie typischerweise stresst: Was geht Ihnen in dieser Situationen durch den Kopf? Kennen Sie bestimmte Einstellungen von sich, die Sie nur noch mehr in Anspannung versetzen? Welche sind das? – Wenn Sie mit einer schwierigen beruflichen Situation konfrontiert sind und diese mit Ihren Fähigkeiten abgleichen, was geht Ihnen dann durch den Kopf? Wenn Sie zudem an die Ihnen zur Verfügung stehende Unterstützung und Hilfsmittel denken, verändern sich dann diese Gedanken? – Wie verhalten Sie sich in dieser Stresssituation? Stünden Ihnen noch andere Möglichkeiten zur Verfügung, mit dieser Situation umzugehen, und nutzen Sie diese? – Angesichts beruflicher Belastungen: Wie häufig versuchen Sie, das Problem direkt zu lösen? Welche Probleme müssten Sie eher aushalten oder lernen, sie als unlösbar zu akzeptieren? Welche Belastungen wollen oder müssen Sie alleine angehen und wo können Sie dies mit der Unterstützung durch andere tun? Welche Erfahrung haben Sie damit gemacht, Schwierigkeiten einen Sinn abzuringen?

Tabelle 2: Fortsetzung

Fragen zu Stress und Selbstwert	– Gibt es in Ihrer Arbeit Situationen, in denen Sie sich missachtet oder herabgewürdigt fühlen? – Wenn Ihnen etwas nicht so gut gelingt, in welchem Ausmaß kritisieren Sie sich dann gedanklich selbst? – Wird Ihre Arbeit durch vermeidbare ungünstige Arbeitsbedingungen unnötig erschwert? – Müssen Sie auch Aufgaben erledigen, die Ihrer Ansicht nach gar nicht zu Ihrem eigentlichen Aufgabenbereich gehören?
Fragen zu Ressourcen	– Jeder Mensch hat positiven Eigenschaften, Stärken und Fähigkeiten: Welche sind dies bei Ihnen? – Wenn Sie an die Dinge denken, die Sie besitzen, sich im Laufe des Lebens erarbeitet und erworben haben, an was denken Sie dabei? – Wenn Sie an günstige Lebensbedingungen denken wie z. B. Gesundheit, Familienzugehörigkeit, Arbeitsplatz oder Wohnung, was fällt Ihnen ein? – Zeit, Geld oder Wissen sind Hilfsmittel, um das, was einem wichtig ist, zu erhalten, zu schützen und zu vermehren. In welchem Ausmaß stehen Ihnen diese drei Hilfsmittel zur Verfügung? – Wenn Sie an Ihre heutige „Haben-Seite" denken und dies mit früher verglichen: Gibt es etwas, was Sie (z. B. durch überhöhte Arbeitsbelastung) verloren haben? Gibt etwas, was Sie in Zukunft zu verlieren fürchten? – Welche positiven Erlebnisse hatten Sie zuletzt in Ihrem Beruf? – Beruflicher Erfolg kann darin bestehen, dass man mitunter trotz Hindernissen seine Ziele erreicht und Ideen umsetzt. Wann haben Sie dies zuletzt erlebt? – Gab es positive Erlebnisse, die Sie ermutigt oder Ihnen gar Lust gemacht haben, sich beruflich weiterzuentwickeln? – Haben Sie den Eindruck, dass Sie mit Ihrer Arbeit etwas Gutes für andere bewirken können? – Wann haben Sie zuletzt eine positive Rückmeldung zu Ihrer Arbeit bekommen? An welche Erfahrungen von Anerkennung und Wertschätzung können Sie sich erinnern? – Wenn Sie an Ihre schulische und berufliche Laufbahn denken, welche Abschlüsse oder Meilensteine konnten Sie erreichen? Sehen Sie das Erreichte als Erfolg an?
Fragen zur Erholung und Regeneration nach beruflicher Belastung	– Wie lange dauert es, bis sich unangenehme Anspannung nach der Arbeit auf ein angenehmes Niveau gesenkt hat? Gibt es am Feierabend oder am Wochenende Hindernisse, die es erschweren, dass die Anspannung sinkt? – Wie stark beschäftigen Sie berufliche Probleme in Ihrer Freizeit, z. B. am Abend, in der Nacht oder an arbeitsfreien Tagen? Nehmen Sie diese Probleme mit ins Bett und schlafen schlechter? – Welche Aktivitäten helfen Ihnen, von beruflichen Problemen gedanklich Abstand zu gewinnen, zur Ruhe zu kommen oder sich angenehmen Herausforderungen zu stellen? Wie regelmäßig praktizieren Sie diese? Wie wichtig ist es Ihnen, sich Zeit für Erholung zu nehmen? – Wenn Sie Dinge in Ihrer Freizeit unternehmen, wie gut gelingt es Ihnen dann, mit Ihrer Aufmerksamkeit ganz dabei zu sein und nicht an berufliche Probleme zu denken?

Tabelle 2: Fortsetzung

	– Wie häufig geraten Sie in Ihrer Freizeit in eine Art von Gesprächen über berufliche Schwierigkeiten, an deren Ende die Probleme nur noch unlösbarer und schwieriger erscheinen? – Wie erholt fühlen Sie sich nach dem Aufwachen und wie frisch und schwungvoll gehen Sie dann morgens zur Arbeit?
Fragen nach dem Übergang zwischen und der Integration von Lebensbereichen	– In welchem Ausmaß bestimmt die Arbeit Ihre anderen Lebensbereiche? Wie zufrieden sind Sie mit dieser Situation? – Wenn Sie sich Ihre Arbeit und Ihr Privatleben als zwei Länder vorstellen, wie würden Sie dann die Grenze zwischen diesen Ländern beschreiben? – Ob Sie die Grenzen zwischen Arbeit und Privatleben durchlässig oder geschlossen gestalten, hängt nicht nur von Ihnen ab. Gibt es Personen (z. B. Familie, Vorgesetzte), mit denen Sie beim „Aushandeln" dieser Grenzen in Konflikte geraten oder die Sie dabei unter Druck setzen? – Ist in Ihrem Leben die Arbeit von Ihrem außerberuflichen Leben hinreichend deutlich abgegrenzt? Wie schätzen Sie Ihre Voraussetzungen dafür ein, sich gedanklich von beruflichen Problemen distanzieren zu können? – Falls Sie eine bessere Abgrenzung von Arbeit und Privatleben wünschen: Was haben Sie bereits versucht bzw. was können Sie darüber hinaus dafür tun? – Wie stark ragt Ihre private Lebenssituation in Ihr Arbeitsleben hinein? Welche Auswirkungen haben private Belastungen (z. B. Pflege) oder Interessen (z. B. körperlich und emotional anspruchsvolle private Tätigkeiten) auf die Bewältigung Ihrer Arbeit? – Welche positiven (negativen) Erfahrungen aus der Arbeit bereichern (beeinträchtigen) Ihr Privatleben? – Gibt es positive (negative) Erfahrungen aus Ihrem Privatleben, die Ihr Arbeitsleben bereichern (beeinträchtigen)? – Wie wirkt es sich auf Ihre sozialen Beziehungen aus, wenn Sie beruflich gestresst sind?

Ebenen der Stress-anamnese

Für das therapeutische Arbeiten auf der Grundlage der vorgestellten Konzepte und Modelle zum Stress ist eine starke Vereinfachung unabdingbar. Dabei können die im Rahmen einer Stressanamnese gesammelten Informationen drei Bereichen zugeordnet werden (siehe Kap. 4.4 und Arbeitsblatt S. 101):

1. Stress auslösende Arbeitsplatzbedingungen,
2. individuelle Stressbewältigung,
3. Stressreaktionen.

Die vorliegenden Konzepte und Theorien zum beruflichen Stress beziehen sich v. a. auf die auslösenden Arbeitsbedingungen und deren Bewältigung.

Subjektives Störungsmodell zu Burnout

Die oben beschriebene Dreiteilung bildet die Grundlage der Erarbeitung eines individuellen Störungs- und Veränderungsmodells zu Burnout und Stress. Dabei können folgende Bereiche erfragt werden:

1. *Selbstidentifikation:* Geht der Patient in seinem „Krankheitsverständnis" davon aus, unter „Burnout" zu leiden? Was bedeutet diese bildhafte Vorstellung für ihn? Möglicherweise sieht sich der Patient selbst eher als „Stresspatient" an oder identifiziert sich stärker mit einer depressiven Störung.
2. *Identität, Zeitverlauf und Konsequenzen:* Welche gesundheitlichen Beschwerden werden im Einzelnen darauf zurückgeführt? Welche Beschwerden werden vom Patienten im Zusammenhang mit Stress gesehen? Welche Annahmen, Hoffnungen oder Befürchtungen bestehen über die zeitliche Entwicklung und Vorhersehbarkeit der Symptomatik? Wie schwerwiegend werden die Auswirkungen der Symptomatik eingeschätzt (z. B. körperliche Folgeerkrankungen, Arbeitslosigkeit, Verlust von sozialem und materiellem Status usw.)?
3. *Kausalattribution:* Was wird als Ursache der Beschwerden angesehen (z. B. eigenes Problemverhalten vs. betriebliche oder gesellschaftliche Entwicklungen)? Welche Vorstellung über Stress spiegelt dies wider? Welche Gefühlsqualitäten (z. B. Angst, Wut, Traurigkeit, Hoffnungslosigkeit) sind damit verbunden (emotionale Repräsentation)? Wie stimmig werden diese Erklärungen erlebt (Kohärenz)?
4. *Kontrolle und Beeinflussbarkeit:* In welchem Ausmaß kann die Behandlung bzw. der Patient selbst zu Veränderungen der Arbeitssituation beitragen, die eine Verbesserung der Beschwerden erhoffen lassen? Wie stark ist die Überzeugung, dass nur eine Reduktion der relevanten Stressoren bzw. Ursachen eine Entlastung bringen kann? Wie offen ist der Patient gegenüber Vorstellungen einer kompensatorischen Entlastung, z. B. einer allgemeinen Stressreduktion durch Entlastung in Außerberuflichem, obwohl sich ggf. die berufliche Situation wenig ändert?

Sofern eine starke Identifikation mit dem „Ausgebranntsein" vorliegt, ist es hilfreich, die Bedeutung dieser Metapher näher zu explorieren. Entsprechend der verbreiteten Annahme, dass „nur ausbrennt, wer entflammt war", kann eine Phase beruflichen Burnouts als „Adelsschlag" der Leistungsgesellschaft interpretiert werden. Dies mag einen kurzfristig entlastenden oder auch selbstwertdienlichen Effekt haben. Die Vorstellung „das Feuer ist aus, aller Brennstoff ist verbraucht" kann auf Resignation und wenig Hoffnung auf Veränderung hinweisen. Da „Brennen" und „Ausbrennen" starke Bilder sind, können die damit verbunden Assoziationen und Implikationen dem weiteren Therapieverlauf beeinflussen.

3.2 Einsatz von Fragebögen in der Stressanamnese

Berufsbezogene Fragebogen-instrumente

Mit Blick auf die Arbeitsplatzsituation kann zur Messung von beruflichem Stress der „Fragebogen zur Messung beruflicher Gratifikationskrisen", in der ursprünglichen (Rödel, Siegrist, Hessel & Brähler, 2004) oder vereinfachten Form (vgl. Siegrist, Wege, Pühlhofer & Wahrendorf, 2009) eingesetzt werden. Für die ursprüngliche Form liegen kritische Werte im Hinblick auf affektive Störungen vor (Lehr, Koch & Hillert, 2010). Der „Fragebogen zum Erleben von Intensität und Tätigkeitsspielraum in der Arbeit“ erfasst beruflichen Stress im Sinne des Job-Demand-Control-Modells (Richter et al., 2000).

AVEM Im Bereich der Stressbewältigung und Ressourcen erfassen die „Arbeitsplatzbezogenen Verhaltens- und Erlebensmuster“ (AVEM, Schaarschmidt & Fischer, 2008) 11 Merkmale, wie z. B. subjektive Bedeutsamkeit der Arbeit, Verausgabungsbereitschaft, Distanzierungsfähigkeit und Erfolgserleben im Beruf, anhand derer die Zugehörigkeit zu einem von vier Risiko- bzw. Gesundheitstypen (Gesundheitstypus/Typ G, Schontypus/Typ S, Überforderungstypus/Typ A und Burnout-Typus/Typ B) bestimmt werden kann. Aufgrund der guten Kommunizierbarkeit der Typologie kann dieses Verfahren einen wertvollen Beitrag zur berufsbezogenen Beratung liefern. Der AVEM ist auch für klinische Zielgruppen geeignet und zur Abbildung von Verlaufseffekten berufsbezogener Interventionen hinreichend veränderungssensitiv (vgl. Koch et al., 2007). Die „Skala zur beruflichen Selbstwirksamkeit“ erfasst die Zuversicht, mit beruflichen Schwierigkeiten gelassen und kompetent zugehen zu können (Rigotti, Schyns & Mohr, 2008). Die „Irritations-Skala“ kann zur Messung der Regenerationsfähigkeit eingesetzt werden (Mohr, Rigotti & Müller, 2007). Der „Recreation Experience and Activity Questionnaire“ (ReaQ) von Lehr (2015a) erfasst das Erholungsverhalten sowie das Erholungserleben (vgl. Vorlage im Anhang, S. 107 f.).

Eine facettenreiche Erfassung von Stress erlaubt das „Trierer Inventar zum chronischen Stress“ (TICS), das neun Merkmale abbildet: Arbeitsüberlastung, soziale Überlastung, Erfolgsdruck, Unzufriedenheit mit der Arbeit, Überforderung bei der Arbeit, Mangel an sozialer Anerkennung, soziale Spannungen, soziale Isolation und chronische Besorgnis (Schulz, Schlotz & Becker, 2004).

Allgemeine Stressreaktionen können mit der deutschen Version der „Perceived Stress Scale“ (Büssing, 2011) erhoben werden, welche die mangelnde Beeinflussbarkeit von Problemen und damit verbundene Emotionen thematisiert. Stress mit einem Fokus auf körperliche Anspannungszustände wird in der Stress-Skala der „Depression Anxiety Stress Scales“ (DASS) erfasst (Nilges, Korb & Essau, 2012). Mit jeweils einer Skala erlauben die „Burnout-Screening-Skalen“ (BOSS) die Erfassung von körperlichen, kognitiven und emotionalen Beschwerden (Hagemann & Geuenich, 2009). Neben dieser Erfassung von Beschwerden nach Reaktionsebenen, können zudem spezifische Beschwerden in den Lebensbereichen Beruf, Familie und Freude erfasst werden.

Schließlich dient der „Work Ability Index" (WAI) zur Erfassung der Arbeitsfähigkeit (Hasselhorn & Freude, 2007). Als besonders prädiktiv hat sich dabei die Frage nach der derzeitigen Arbeitsfähigkeit im Vergleich zu der besten, je erreichten Arbeitsfähigkeit erwiesen. „Wenn Sie Ihre beste, je erreichte Arbeitsfähigkeit mit 10 Punkten bewerten: Wie viele Punkte würden Sie dann für Ihre derzeitige Arbeitsfähigkeit geben?" Dabei bedeutet 0 derzeitige Arbeitsunfähigkeit (vgl. Fragen zum Präsentismus, S. 30).

Screening-Verfahren

Die Skala zur Messung der subjektiven Prognose der Erwerbstätigkeit (SPE-Skala; Mittag, Meyer, Glaser-Möller, Matthis & Raspe, 2006; vgl. Tab. 3) erlaubt die Prognose eines Rentenantrages bzw. einer Frühberentung.

Subjektive Erwerbsprognose

Tabelle 3: Screening-Items zur subjektiven Erwerbsprognose (SPE-Skala, Mittag et al., 2006)

Fragen

1. Wenn Sie an Ihren derzeitigen Gesundheitszustand und Ihre berufliche Leistungsfähigkeit denken: Glauben Sie, dass Sie Ihre jetzige (letzte) Tätigkeit bis zum Erreichen des Rentenalters ausüben können?

❒ sicher ❒ eher ja ❒ unsicher ❒ eher nein ❒ auf keinen Fall

2. Sehen Sie durch Ihren derzeitigen Gesundheitszustand Ihre allgemeine Erwerbsfähigkeit dauerhaft gefährdet?

❒ nein ❒ ja

3. Tragen Sie sich zurzeit mit dem Gedanken einen Rentenantrag aus Gesundheitsgründen (Erwerbsminderungsrente) zu stellen?

❒ nein ❒ ja ❒ habe bereits einen Rentenantrag gestellt

Auswertung

Item 1: 0 Punkte bei „sicher" und „eher ja", 1 Punkt bei „unsicher", „eher nein" und „auf keinen Fall".

Item 2: 0 Punkte bei „nein", 1 Punkt bei „ja".

Item 3: 0 Punkte bei „nein", 1 Punkt bei „ja".

Der Skalenwert ergibt sich durch Addition und kann zwischen 0 und 3 liegen.

Interpretationshilfe

In Bezug auf die nächsten 5 Jahre weisen Personen mit einem Skalenwert von 2 – gegenüber Personen mit einem Wert von 0 – ein dreifach erhöhtes Risiko für das Stellen eines Rentenantrages und ein zweifaches Risiko für eine Berentung auf. Personen mit einem Wert von 3 zeigen ein achtfach erhöhtes Risiko für das Stellen eines Rentenantrages sowie für eine Berentung auf (vgl. Mittag, Meyer, Glaser-Möller, Matthis & Raspe, 2006).

Im Bereich der Rehabilitationswissenschaften wurden darüber hinaus Instrumente zur Bestimmung eines Bedarfs an Maßnahmen der medizinisch-beruflichen Orientierung (MBO; Hillert, Müller-Fahrnow & Radoschewski, 2009) entwickelt. Diese Screening-Instrumente (z. B. Löffler, Wolf, Neuderth & Vogel, 2009) integrieren sozialmedizinische Risikofaktoren (z. B. Arbeitsunfähigkeitszeiten), ein erhöhtes berufliches Belastungserleben, eine negative subjektive Erwerbsprognose und die Motivation zur berufsbezogenen Behandlungsangebote zu einer Empfehlung über einen erhöhten MBO-Bedarf.

3.3 Indikationsstellung für berufsbezogene Interventionen

Das in Kapitel 3.1 beschriebene Vorgehen und die dabei erhobenen Informationen bilden die Grundlage der Indikationsstellung berufsbezogener Behandlungselemente. In einem nächsten Schritt besteht die Aufgabe des Therapeuten darin, anamnestische und diagnostische Informationen zu einer möglichst pragmatischen Indikationsstellung für berufsbezogene Behandlungselemente, beispielsweise die Teilnahme an einer berufsbezogenen Therapiegruppe, zu integrieren.

Ein- und Ausschlusskriterien

Die im Kasten aufgelisteten Ein- und Ausschlusskriterien haben sich über mehrere Jahre der Versorgungspraxis berufsbezogener Gruppeninterventionen bewährt:

Ein- und Ausschlusskriterien berufsbezogener Gruppeninterventionen

Objektive Einschlusskriterien:

- Erhöhte Arbeitsunfähigkeitszeiten (ca. 12 Wochen im Jahr vor Behandlungsbeginn).
- Arbeitslosigkeit (mit der Perspektive des beruflichen Wiedereinstiegs).

Subjektive Einschlusskriterien (Selbsteinschätzungen: 1 = überhaupt nicht, 2 = kaum, 3 = etwas, 4 = ziemlich und 5 = sehr, Kriterium erfüllt bei Werten > 3):

- Reduzierte berufliche Leistungsfähigkeit durch die Symptomatik.
- Beitrag beruflicher Belastungen an der Entwicklung und Aufrechterhaltung der Symptomatik.
- Soziale Konflikte am Arbeitsplatz.

- Unzufriedenheit mit der Arbeitssituation.
- Befürchtungen, den Arbeitsplatz zu verlieren.

Ausschlusskriterien:
- Zu hohe Symptombelastung (z. B. Beck Depressions-Inventar > 30), so dass (zunächst) störungsspezifische Therapien im Vordergrund stehen.
- Laufendes Rentenverfahren (d. h. auf eigenen Wunsch hin gestellter Rentenantrag).
- Primär nichtberufliche Belastungsfaktoren.
- Absehbar nicht ausreichende Behandlungsdauer.
- Fehlende Motivierbarkeit des Patienten zur Vorbereitung auf den beruflichen Wiedereinstieg.

Neben objektiven Einschlusskriterien sollte ein Mindestmaß subjektiven Leidensdrucks vorausgesetzt werden. Bewährt hat sich ein Kriterium von mindestens zwei der fünf subjektiven Einschlusskriterien. In Abhängigkeit von diagnostischen und beruflichem Merkmalen der Zielgruppe, dem verfügbaren Behandlungssetting und den zur Verfügung stehenden Beratungs- und Behandlungsangeboten, sind die genannten Kriterien unterschiedlich zu gewichten. Beispielsweise dürfte bei arbeitslosen Patienten einer sozialtherapeutischen Beratung, Belastungserprobungen und ggf. einem Bewerbungstraining ein höherer Stellenwert zukommen.

Rentenwunsch

Darüber hinaus ist der Umgang mit Rentenanliegen von hoher Relevanz für die Motivation und die Prognose. Anstelle einer Unterscheidung von Patienten mit oder ohne Rentenbegehren ist vielmehr von einem Kontinuum bzw. einer stufenweisen Entwicklung auszugehen. Plassmann und Färber (1995) gehen beispielsweise davon aus, dass nach einer Phase erhöhten Belastungserlebens eine Phase der Ambivalenz bezüglich einer Rückkehr an den bisherigen Arbeitsplatz durchlaufen wird, die in einer Entscheidung über eine Rentenantragsstellung münden kann. Patienten mit einer Ambivalenz bezüglich ihres beruflichen Wiedereinstiegs, wie z. B. bei älteren depressiven Patienten weit verbreitet, sind entsprechend psychotherapeutisch fundierte berufsbezogene Behandlungselemente ausdrücklich zu empfehlen. Den oben genannten Ausschlusskriterien entsprechend dokumentiert jedoch ein auf persönlichen Wunsch hin gestellter Rentenantrag in der Regel eine getroffene Entscheidung in Richtung eines Ausstiegs aus dem Erwerbsleben. Unter diesen Voraussetzungen sind diese Patienten in der Mehrzahl nicht zu einer sinnvollen Teilnahme an Maßnahmen motivierbar, die gezielt auf den beruflichen Wiedereinstieg vorbereiten und damit der getroffenen Entscheidung direkt entgegenstehen. Ausnahmen bilden fremd motivierte Rentenantragstellungen (z. B. nach Aufforderung durch die Krankenkassen oder den Arbeitgeber).

4 Behandlung

4.1 Überblick über psychotherapeutisch fundierte Programme zur beruflichen Stressbewältigung

Bedingt durch die breite Konzeptionalisierung von chronischem beruflichem Stress und Burnout und die Heterogenität der beteiligten Fachdisziplinen, von arbeitspsychologischen Interventionsansätzen (Semmer & Zapf, 2004) über die Rehabilitation (Löffler, Gerlich, Lukasczik, Wolf & Neuderth, 2010) bis hin zu ausgesprochen heterogenen „Burnout"-Behandlungsansätzen (z. B. Awa, Plaumann & Walter, 2010), ist eine vollständige Zusammenschau an dieser Stelle nicht zu leisten. Eine Übersicht zu den typischen Inhalten von Interventionen zur beruflichen Stressbewältigung findet sich bei Lehr, Koch und Hillert (2013). In Tabelle 4 wird ein Überblick über die im deutschsprachigen Bereich vorliegenden, überwiegend in Form von Gruppentherapieprogrammen realisierten, psychotherapeutischen Behandlungskonzepte gegeben.

Vorliegende Behandlungsprogramme

Tabelle 4: Übersicht über veröffentlichte berufsbezogene Behandlungsprogramme

Programm	Quelle	Indikation und Behandlungssetting
Zusammenhang zwischen Erkrankung, Rehabilitation und Arbeit (ZERA)	Plößl et al., 2006	Stationäre psychiatrische Rehabilitation (ca. 20 Sitzungen)
Therapiegruppe für Mobbing-Betroffene	Schwickerath, 2005	Stationäre psychosomatische Rehabilitation (ca. 8 Sitzungen)
Stressbewältigung am Arbeitsplatz (SBA) (Berufsübergreifende Therapiegruppe)	Koch et al., 2006; Hillert et al., 2007	Stationäre Psychotherapie (8 Sitzungen)
Arbeit und Gesundheit im Lehrerberuf (AGIL) (Berufsspezifische Therapiegruppe für Lehrkräfte)	Hillert et al., 2012, Lehr et al., 2013	Stationäre Psychotherapie und indizierte Prävention (8 Sitzungen)
Gesundheitstraining Stressbewältigung am Arbeitsplatz (GSA)	Hillert et al., 2007	Stationäre medizinische Rehabilitation (5 Sitzungen)
Fit für den Beruf	Heitzmann et al. 2008	Stationäre Rehabilitation (5 Sitzungen)
Zielanalyse und Zieloperationalisierung (ZAZO)	Fiedler et al., 2010	Stationäre Rehabilitation (4 Sitzungen)
Psychische Belastungen im Arbeitsalltag	Schuster et al., 2011	Ambulante Psychotherapie (12 Sitzungen)

Tabelle 4: Fortsetzung

Programm	Quelle	Indikation und Behandlungssetting
Interpersonelle Psychotherapie bei arbeitsbedingten depressiven Erkrankungen	Schramm & Berger, 2013	Ambulante Psychotherapie (12 bis 20 Sitzungen)
Beruf und Stresskompetenz (BUSKO)	Küch et al., 2011	Stationäre Rehabilitation (7 Sitzungen)
GET.ON Regenerationstraining	Thiart et al., 2015	Online-Training (indizierte Prävention) mit therapeutischer Begleitung (6 Einheiten)
GET.ON FIT im Stress	Heber et al., 2013	Online-Training (indizierte Prävention) mit therapeutischer Begleitung (8 Einheiten)

Unterscheidungsmerkmale bilden die Breite der einbezogenen Berufsgruppen, d.h. berufsgruppenübergreifende Programme im Unterschied zu Programmen für spezifische Berufsgruppen. Die Mehrzahl der Programme ist für die Anwendung im Gruppensetting stationärer Therapie konzipiert. Die meisten Konzepte stammen aus der stationären Psychotherapie, es finden sich jedoch auch Anwendungen im Bereich der Psychiatrie, der Rehabilitation sowie der somatischen Indikationen wie Orthopädie und Kardiologie. Aktuell kommen vermehrt auch Online-Trainingsformate zur Anwendung (Lehr at al., in Druck). Den dargestellten Programmen ist gemeinsam, dass sie, neben zumeist einleitenden motivationsfördernden und psychoedukativen Elementen zum Thema Stress, zentrale Inhalte wie soziale Konflikte am Arbeitsplatz, Klärungshilfen, Schnittstellen zur sozialtherapeutischen Beratung und Elemente der Transfersicherung in den Arbeitsalltag vermitteln. Neben diesen Interventionen, die einen spezifischen und ausgearbeiteten Bezug zu beruflichem Stress aufweisen, erweisen sich auch Elemente aus allgemeinen Trainings zur Stressbewältigung (z.B. Kaluza, 2011) und/oder spezifische Kompetenztrainings (z.B. Training emotionaler Kompetenzen, Berking, 2010; Gruppentraining sozialer Kompetenzen) als nützlich in der Bearbeitung beruflicher Problemlagen.

4.2 Behandlungsprinzipien im Umgang mit beruflichen Problemlagen

Personenbezogener Ansatz

Ausgehend von der Vielfalt gesundheitsrelevanter beruflicher Belastungen und der Heterogenität der beteiligten Fachdisziplinen muss sich die folgende Darstellung berufsbezogener Interventionen auf psychotherapeutisch fundierte Einzel- und Gruppeninterventionen beschränken. Grundsätzlich können Interventionen auf organisationaler Ebene (Verhältnisprävention) und Interventionen auf individueller Ebene (Verhaltensprävention) unterschieden werden. Die hier vorgestellten Behandlungsmöglichkeiten fokussieren auf das Individuum und seine Handlungsspielräume (personenbezogener Ansatz), mit dem Ziel, weiteren gesundheitsbedingten Einschränkungen in der Teilhabe am Erwerbsleben infolge psychischer Überlastung vorzubeugen.

Weiterführende Unterstützungsangebote

Die beschriebenen berufsbezogenen Interventionen sind im Einzelfall neben störungsspezifischen psychotherapeutischen Maßnahmen, um professionelle Unterstützung anderer Fachdisziplinen zu ergänzen, z. B. eine begleitende medikamentöse Behandlung, eine arbeitsmedizinische Begleitung durch Betriebsärzte, eine Reha-Fachberatung und die Einleitung weiterführender Rehabilitationsmaßnahmen (z. B. der Deutschen Rentenversicherung Bund) inklusive Leistungen zur Teilhabe am Arbeitsleben. Ergänzend können zum Beispiel eine sozialtherapeutische Beratung, weiterführende Leistungsdiagnostik und berufliche Belastungserprobungen und Berufspraktika, die Einleitung stufenweiser Wiedereingliederungsmaßnahmen, berufsqualifizierende Maßnahmen oder auch die Empfehlung von Unterstützungsmöglichkeiten des Arbeitgebers (z. B. Versetzung innerhalb der Organisation), die Reduktion der Wochenarbeitszeit oder auch die Beantragung eines Grades der Behinderung (GdB) bzw. einer Erwerbsminderungsrente erforderlich sein (vgl. Kap. 4.9).

Behandlungsrahmen und Behandlungsprinzipien

Die beschriebenen Interventionen basieren u. a. auf mehrjährigen Erfahrungen in der Entwicklung und Durchführung berufsbezogener Interventionen in stationärer Psychotherapie (Hillert et al., 2012; Hillert, Koch & Hedlund, 2007). Viele der berufsbezogenen Behandlungsinhalte lassen sich im Rahmen der Einzelpsychotherapie ebenso wie in der Gruppenpsychotherapie behandeln, wobei das gruppentherapeutische Setting im Regelfall mehr Behandlungsmöglichkeiten bietet und zusätzliche Wirkfaktoren anspricht. Neben psychotherapeutischen Interventionen sollten auch weitere therapeutische Ansätze die beruflichen Probleme direkt adressieren. In ein multimodales Gesamtbehandlungskonzept können z. B. berufsbezogene bewegungstherapeutische Ansätze integriert werden (z. B. Alexandridis & Alexandridis, 2013). Der Kasten zeigt zentrale Behandlungsprinzipien in der psychotherapeutischen Bearbeitung beruflicher Problemlagen auf:

Behandlungsprinzipien berufsbezogener Psychotherapie

- *Akzeptanz:* Der Patient sollte in seiner Schilderung beruflicher Probleme unbedingt ernst genommen werden, sein subjektives Erleben bildet den Ausgangspunkt jeder Behandlung.
- *Therapeutisches Bündnis:* Ein von gegenseitigem Vertrauen und Respekt bestimmtes, tragfähiges therapeutisches Bündnis zwischen

Patient und Therapeuten ist eine zentrale Voraussetzung für eine erfolgreiche Behandlung, gerade wenn diese (wie z. B. in der psychosomatischen Rehabilitation) mit einer Beurteilung der Arbeits- und Erwerbsfähigkeit verbunden ist.

- *Individuelle Exploration:* Die Vielzahl möglicher beruflicher Problemkonstellationen erfordert eine individuelle Verhaltens- und Bedingungsanalyse und eine individuelle Berufs- und Stressanamnese (vgl. Kapitel 3.1).
- *Multikausaler Ansatz:* In der Regel ist die Chronifizierung gesundheitsrelevanter beruflicher Überlastung nicht allein durch einen Ursachenbereich (z. B. das Verhalten des Patienten oder die betrieblichen Rahmenbedingungen) bedingt. Dieser Tatsache ist bei der Erarbeitung von Erklärungs- und Veränderungsansätzen für den Patienten wie auch bei der sozialmedizinischen Beurteilung Rechnung zu tragen.
- *Zielorientierung:* Für die ambulante wie auch die stationäre Therapie und die Umsetzung des Erlernten im Arbeitsalltag sind mit dem Betroffenen gemeinsam individuelle, konkrete, angemessen hohe, aus der Anamnese abgeleitete Ziele zu vereinbaren.
- *Motivation:* Der Motivation des Patienten zu Veränderungen im Arbeitsalltag ist aufgrund möglicherweise ambivalenter Motivationslagen (z. B. bei Rentenbegehren) besondere Aufmerksamkeit zu schenken. Die Spezifizierung individueller Therapieziele und die Erarbeitung der individuellen Bedeutung der beruflichen Tätigkeit für die eigene psychische Gesundheit (vgl. psychosoziale Funktionen von Arbeit, Kapitel 4.3.1) können hierzu beitragen.
- *Transfersicherung:* Ein Transfer des in berufsbezogenen Interventionen Erlernten auf den Arbeitsalltag ist nicht selbstverständlich und sollte im Therapieverlauf möglichst frühzeitig konkretisiert und vorbereitet werden.
- *Kompetenzansatz:* Viele eskalierte berufliche Problemkonstellationen gehen seitens der Betroffenen mit einem Mangel entsprechender Bewältigungskompetenzen einher. Berufsbezogene Behandlungsangebote sollten daher Möglichkeiten des Erwerbs und der Einübung berufsrelevanter Fertigkeiten (z. B. soziale Kompetenz am Arbeitsplatz) bieten.
- *Interdisziplinarität:* Eine angemessene Behandlung beruflicher Probleme ist in aller Regel nur interdisziplinär, d. h. in der Zusammenarbeit von medizinischen, psychotherapeutischen und sozialpädagogischen Fachdisziplinen möglich.
- *Forschungsbezug:* Bislang liegen nur wenige methodisch tragfähige Befunde über Indikationskriterien, Prädiktoren und Wirksamkeit berufsbezogener Behandlungsmaßnahmen vor. Maßnahmen zur Qualitätssicherung in der Routineversorgung, z. B. systematische Nachbefragungen, und deren Publikation sind wünschenswert (vgl. Kap. 4.11).

- *Bedarfsorientierung:* Berufsbezogene Angebote sollten sich an Bedarfsanalysen ihrer Zielgruppe und (z. B. katamnestischen) Rückmeldungen ihrer Klientel orientieren.

4.3 Motivation und Fokussierung

Zum Einstieg in die psychotherapeutische Bearbeitung von beruflichem Stress sind neben diagnostischen Schritten (vgl. Kapitel 3) einige charakteristische Aspekte der berufsbezogenen Therapie zu berücksichtigen. Zum einen dürften für viele Betroffene anfangs Arbeitsplatzmerkmale, wie z. B. eine hohe Arbeitsmenge und Arbeitsverdichtung, mangelnde soziale Unterstützung am Arbeitsplatz oder strukturelle Probleme wie Personalmangel oder Personalabbau, im Vordergrund stehen. Diese haben sicher eine hohe Relevanz für die Betroffenen, sind aber nicht mit psychotherapeutischen Mitteln direkt beeinflussbar. Zum anderen kann beispielsweise aufgrund von ausgeprägtem Hilflosigkeitserleben oder auch einer überwiegend externalen Attribution der Probleme am Arbeitsplatz, eine Motivation zur Bearbeitung des eigenen Bewältigungsverhaltens nicht ohne Weiteres vorausgesetzt werden, sondern muss zumeist zu Beginn der Behandlung aufgebaut werden. Vor der Erarbeitung eines Erklärungs- und Veränderungsmodells (vgl. Kapitel 4.4) ist daher zu empfehlen, zunächst gesundheitsförderliche Merkmale der eigenen Berufstätigkeit (psychosoziale Funktionen von Arbeit) zu erarbeiten und verschiedene Belastungsebenen im Beruf zu differenzieren.

Motivation fördern, Belastungsebenen differenzieren

4.3.1 Psychosoziale Funktionen von Arbeit

Neben potenziell gesundheitsgefährdenden Belastungsfaktoren weist Arbeit elementare gesundheitsförderliche Merkmale auf, die in direktem Zusammenhang mit psychischem Wohlbefinden stehen (z. B. Sinnstiftung, soziale Kontakte, Tagesstruktur, vgl. Kasten). Die individuelle Erarbeitung dieser gesundheitsförderlichen Funktionen von Arbeit eröffnet eine ressourcenorientierte Perspektive und erlaubt die Formulierung positiver Veränderungsziele, z. B. die Sicherstellung bzw. Wiederherstellung gesundheitsförderlicher Funktionen von Arbeit. Daneben können Zusammenhänge zwischen Arbeit und z. B. der Entwicklung einer depressiven Symptomatik veranschaulicht werden: z. B. durch den Verlust von Sinnstiftung, Freude und Motivation, Anerkennung und positiven Sozialkontakten (Verstärkerverlust), den Verlust von Autonomie und Kontrollerleben (erlernte Hilflosigkeit) und nicht zuletzt den Verlust einer geregelten Tagesstruktur, insbesondere bei Arbeitsplatzverlust und längeren Arbeitsunfähigkeitszeiten.

Gesundheitsförderliche Merkmale der Arbeit

Psychosoziale Funktionen von Arbeit

- *Lebensunterhalt:* Die eigene Berufstätigkeit ermöglicht es, sich unabhängig von staatlicher Unterstützung und familiärem Hintergrund zu versorgen.
- *Erwerb von Fähigkeiten:* Durch Arbeit erwerben wir eine Vielzahl von Fähigkeiten und Fertigkeiten: berufliche Fertigkeiten, Selbstorganisation im Umgang mit vielfältigen Anforderungen, Fähigkeiten im Umgang mit verschiedenen Menschengruppen, z. B. Kunden, Vorgesetzten, Kollegen. Diese Lernerfahrungen haben Einfluss auf unsere Persönlichkeit und beeinflussen sowohl Arbeits- als auch Privatleben.
- *Anwendung von Fähigkeiten:* Arbeit ermöglicht Kompetenzerleben, Selbstentfaltung und die Entwicklung der eigenen Persönlichkeit. Nach dem Erwerb von Fähigkeiten, etwa in der Ausbildung/Weiterbildung, möchte man diese auch in die Praxis einbringen. Die Umsetzung des Gelernten ermöglicht uns, Leistungen zu erbringen und erfüllt uns mit Befriedigung, was wiederum das Selbstwertgefühl stärkt.
- *Soziale Kontakte:* Bei der Arbeit lernen wir Menschen kennen, die nicht selten auch zu Freunden werden. Arbeitslose leiden hingegen stark unter sozialer Isolation. Der tägliche Umgang mit anderen Menschen bei der Arbeit erfüllt zentrale soziale Bedürfnisse.
- *Sinnstiftung:* Der Beruf ist ein Rahmen, in dem viele Menschen zentrale Lebensziele verwirklichen können: Inhalte der Arbeit, etwa in sozialen Berufen, oder die Herstellung von Produkten wird als sinnvoll erlebt, Wissen wird erworben, Kontakte gepflegt u. v. m. Arbeit primär als Mittel zum Erwerb des Lebensunterhaltes wahrzunehmen, verweist hingegen auf eine überwiegend extrinsische Motivation, die sich zur Überwindung beruflicher Belastungen oft als weniger tragfähig erweist.
- *Zeitstrukturierung:* Für die meisten Arbeitstätigen regelt die Arbeitszeit den Tages- und Wochenablauf. Ein Verlust an Zeitstruktur, d. h. ein ungeregelter Tagesablauf kann zur Entwicklung von Depressionen beitragen.
- *Gesellschaftliche Anerkennung:* Jeder Mensch strebt (mehr oder weniger) auch nach gesellschaftlicher Anerkennung. Durch Arbeit ist es möglich, einen gesellschaftlichen Beitrag zu leisten, was wiederum das Bedürfnis nach sozialer Zugehörigkeit erfüllen kann.
- *Freude und Motivation:* Das Erleben von Anerkennung, persönlicher Befriedigung, Kompetenzen, Kreativität und nicht zuletzt Interesse an den Inhalten der Arbeit selbst – all dies kann in unterschiedlichsten individuellen Gewichtungen Freude machen und „Flow“-Gefühle stimulieren.

4.3.2 Stressanalyse

Stressoren vs. Stressreaktionen

Ungünstige Arbeitsbedingungen und soziale Konflikte werden besonders zu Beginn einer Therapie als die zentrale Ursache für gesundheitliche Beschwerden wahrgenommen. Diesem subjektiven Störungsmodell folgend werden im Rahmen der Stressanamnese typische externe Auslöser von Stress (Stressoren) gesammelt. Dies dient der Identifikation häufiger Auslösesituationen im persönlichen Arbeitsalltag. Hierbei haben sich die Bewertungsdimensionen „Häufigkeit des Stressors" und „Intensität des Stressors", d. h. die Unterscheidung seltenerer, aber hochintensiver Stressoren (z. B. eine Deadline einhalten müssen, einen Vortrag halten müssen, ein schwieriges Gespräch mit dem Chef zu führen haben) von weniger intensiven, dafür aber häufig auftretenden Stressoren, bewährt (sog. *Daily Hassels*/tägliche Widrigkeiten, z. B. häufige Unterbrechungen bei der Arbeit, Kontakte mit schwierigen Kunden). In Abhängigkeit von Intensität und Dauer der Belastung sowie den individuellen Bewältigungsressourcen kann dies zu einer sich aufschaukelnden Daueranspannung führen, welche von einem zunehmenden Auszehren von Bewältigungsressourcen begleitet wird (vgl. Abb. 4). Als Behandlungsziel ergibt sich die Normalisierung des Spannungsniveaus parallel zu einem Wiederaufbau von Ressourcen (Kraftreserven).

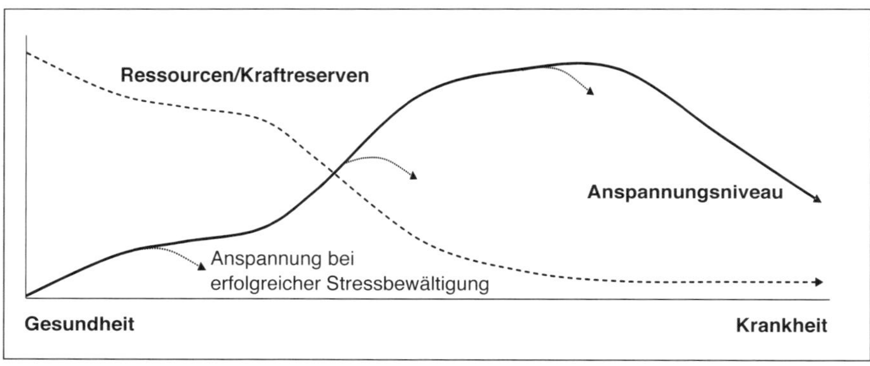

Abbildung 4: „Stressphasen"

Im subjektiven Störungsmodell können die Stressreaktionen als unmittelbare und direkte Folge der Stressoren angesehen werden, oftmals ohne dass der vermittelnde Einfluss der individuellen Stressbewältigung berücksichtigt wird. Die Individualität von Stress zeigt sich jedoch deutlich in den verschiedenen gesundheitlichen Reaktionen auf Stressoren. Die individuellen Stressreaktionen werden entsprechend den Reaktionsebenen der Verhaltensanalyse (Kognitionen, Emotionen, körperlichen Reaktionen und Verhalten) gesammelt. Ausgehend von Beispielen möglicher Stressreaktionen kann der Patient, z. B. mit Hilfe eines Tagebuchs, lernen, die eigenen Stressreaktionen genauer wahrzunehmen:

- *Körper:* Schwitzen, Mundtrockenheit, muskuläre Verspannungen, Störungen im Bereich der Magen- und Darmfunktionen, Schlafstörungen u. v. a.
- *Verhalten*: Neigung zu Fehlern oder Unfällen auf der Arbeit, unkoordiniertes und wirkungsloses Problemlösen, ungünstiges Gesundheitsverhalten z. B. in Bezug auf Ernährung und Bewegung, reduziertes Sexualverhalten, sozialer Rückzug u. v. a.
- *Emotionen:* Reizbarkeit, Angst, Ärger, Traurigkeit u. v. a.
- *Gedanken:* Konzentrationsprobleme, Vergesslichkeit, Selbstabwertung, perseverierendes Denken im Sinne von Grübel- und Sorgenneigung u. v. a.

Belastungsebenen im Beruf

Dem biopsychosozialen Krankheitsmodell zufolge ist im Regelfall von einer multikausalen Verursachung von chronischem beruflichen Stress auszugehen. Ein zentraler Schritt der Fokussierung bildet daher die Unterscheidung verschiedener Belastungsebenen im Beruf. Hierbei hat sich bewährt, eine gesellschaftliche Ebene (z. B. Verdichtung und Beschleunigung von Arbeitsabläufen, Arbeitsplatzunsicherheit), eine betriebliche Ebene (z. B. Arbeitsklima in der eigenen Firma, Führung, Arbeitsorganisation) und eine individuelle Ebene (z. B. Alter, Qualifikation, gesundheitliche Situation, familiäre Mehrfachbelastung) zu unterscheiden (vgl. Abb. 5). Zunächst werden vom

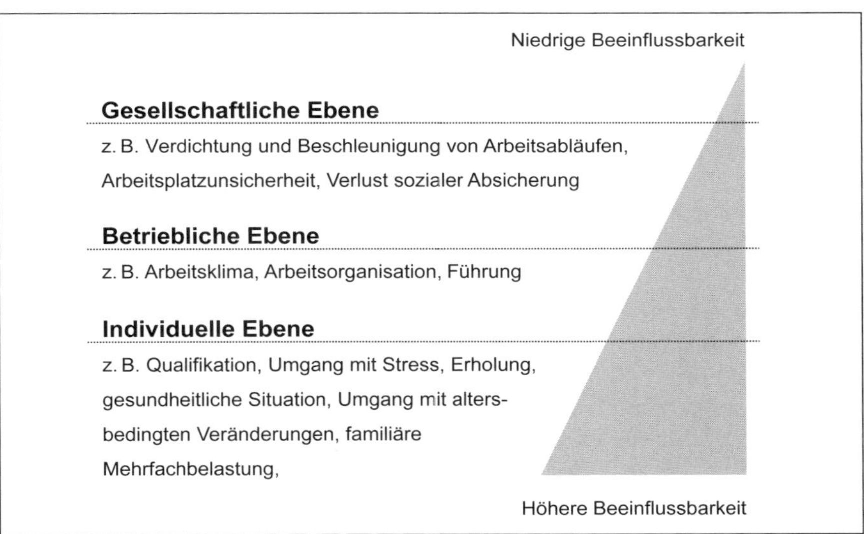

Abbildung 5: Belastungsebenen im Beruf
(Im Einzelfall kann ein spiegelbildliches Dreieck mit der Dimension „Langfristigkeit der persönlichen Investition“ zusätzlich verdeutlichen, dass die Veränderung von Belastungen auf höheren Ebenen für den Patienten zwar denkbar wäre, aber eine auf längere Dauer angelegte Investition von Zeit, Energie und Ressourcen bedarf (z. B. Gesundheitszirkel im Betrieb).

Betroffenen spontan berichtete Belastungsfaktoren gesammelt und den drei Belastungsebenen zugeordnet. Hiervon ausgehend kann diejenige Ebene identifiziert werden, die im Rahmen von Beratung und Psychotherapie die durch den Betroffenen selbst höchste Veränderungswahrscheinlichkeit aufweist – d. h. zumeist die individuelle Ebene.

Umgang mit wenig beeinflussbaren beruflichen Belastungsfaktoren

Hierbei stellt sich zumeist heraus, dass viele Betroffene eingangs das Bedürfnis haben, auch externe und selbst wenig beeinflussbare Belastungsfaktoren einzubringen (wie z. B. in ihren Organisationen Umstrukturierungsmaßnahmen ausgesetzt zu sein). Diese sollten unbedingt wertschätzend mit aufgenommen werden. Eine vorschnelle Reduktion von Erklärungsansätzen auf Merkmale der eigenen Person und des eigenen Bewältigungsverhaltens kann hingegen als persönliche Schuldzuweisung erlebt werden und den Aufbau einer vertrauensvollen therapeutischen Beziehung gefährden. Umgekehrt sollte (speziell im gruppentherapeutischen Setting) klargestellt werden, dass die Fokussierung auf gesellschaftliche und organisationale Merkmale mit hoher Wahrscheinlichkeit das Erleben von Hilflosigkeit verstärken würde.

4.4 Erklärungs- und Veränderungsmodell: Das „infernalische Quartett"

Aufbauend auf dem aktuellen Wissensstand über zentrale Einflussfaktoren auf berufliches Überlastungserleben (vgl. Kapitel 2) wird ein Erklärungs- und Veränderungsmodell zur Entstehung und Aufrechterhaltung von chronischem beruflichem Stress erarbeitet und Entlastungsmöglichkeiten aufgezeigt. Das „infernalische Quartett der Stressentstehung" (vgl. Arbeitsblatt im Anhang, S. 101) bzw. die darin aufgezeigten „vier Entlastungswege" (vgl. Arbeitsblatt im Anhang, S. 102) lassen sich wie folgt einführen:

„Art und Ausmaß, in dem berufliche Belastungen zu einer persönlichen Beanspruchung und gegebenenfalls Überlastung beitragen, sind sehr individuell. Der Zusammenhang von äußeren Belastungen und persönlicher Beanspruchung wird über die zur Verfügung stehenden Fertigkeiten der Bewältigung vermittelt, d. h. dem persönlichen Umgang mit der auslösenden Belastungssituation und ihren Folgen. Das „infernalische Quartett" beschreibt die Verschärfung und Chronifizierung von beruflichem Stress durch das Zusammentreffen folgender gesundheitsrelevanter Bewältigungsmerkmale, welche von Mensch zu Mensch unterschiedlich stark zur Entwicklung von Überlastungssymptomen beitragen können: (1) der Verlust der eigenen Wahrnehmung von Signalen der Überlastung, sodass frühzeitige gegensteuernde Entlastung versäumt wird (‚Un-Achtsamkeit'), (2) permanentes, um berufliche Probleme kreisendes Grübeln sowie vermehrte stressverschärfende Gedanken, wovon sich der Betroffene immer weniger distanzieren und keine Alternativen mehr erkennen kann (‚Un-Denkbarkeit'), (3) die Überforderung eigener Klärungs- und Problemlösefertigkeiten, so dass der Betroffene immer weniger Handlungsmöglichkeiten hat, selbst zur Entschärfung der beruflichen Überlastung beizutragen (‚Un-Möglichkeit') sowie (4) der Verlust der Fähigkeit, sich nach nicht vermeidbarer Belastung regenerieren zu können (‚Un-Erholung').

Vier Entlastungswege: Achtsamkeit, Denkbarkeit, Möglichkeiten und Erholung

Hieraus können vier Wege der Entlastung abgeleitet werden, welchen abhängig vom persönlichen Bewältigungsrepertoire ein unterschiedlich hoher Stellenwert zukommt: (1) die Förderung des Wissens und der persönlichen Wahrnehmung eigener Signale von Überlastung (‚Achtsamkeit'), (2) die Distanzierung von stressverschärfenden Gedanken und die Durchbrechung von Grübelkreisläufen (‚Denkbarkeit'), (3) die Erweiterung eigener Klärungs- und Lösungsalternativen (‚Möglichkeiten') und (4) die Wiederherstellung der Regenerationsfähigkeit (‚Erholung'). Die im weiteren Behandlungsverlauf eingesetzten Interventionen zielen darauf ab, entlang dieser vier Entlastungswege das persönliche Überlastungserleben zu reduzieren und die Fähigkeit zur selbstständigen Bewältigung zukünftiger Arbeitsbelastung zu stärken."

Anhand des Arbeitsblatts „Das infernalische Quartett der Stressentstehung" (S. 101), können persönliche Beispiele für die vier Bereiche des infernalischen Quartetts gesammelt werden. Anschließend bietet es sich an, Patientenbeispiele für bereits praktizierte Entlastungsstrategien zu sammeln und den vier Entlastungswegen zuzuordnen (Ressourcensammlung, z. B. anhand des Arbeitsblattes „Die vier Entlastungswege" im Anhang, S. 102).

Ressourcenaktivierung

Bei dieser Form der Ressourcenaktivierung werden typischerweise überwiegend Erholungsaktivitäten geäußert (Entlastungsweg „Erholung"), während Fertigkeiten der kognitiven Stressbewältigung (Entschärfung stressverschärfender Gedanken, Durchbrechung von Grübelkreisläufen und gedankliche Distanzierung von beruflichen Problemen) typischerweise seltener genannt werden. Diese Sammlung erlaubt einen guten Überblick, in welchen Bereichen der Patient versorgt ist und wo eine Unterversorgung besteht. Es sollte aufgezeigt werden, dass ein möglichst breites Repertoire und eine möglichst hohe Flexibilität der individuell verfügbaren Bewältigungsfertigkeiten den größtmöglichen Schutz vor chronischem beruflichem Überlastungserleben darstellt. Derjenige Faktor des infernalischen Quartetts, der im individuellen Fall als besonders problematisch erscheint, sollte im Rahmen von Einzeltherapie bevorzugt bearbeitet werden. Im Rahmen berufsbezogener Gruppentherapie sollte eine repräsentative Auswahl von Interventionen zu allen vier Entlastungswegen getroffen und bei Bedarf vertieft werden. Tabelle 5 gibt einen Überblick über die im Folgenden dargestellten Interventionen zur Bearbeitung der vier Entlastungswege „Achtsamkeit", „Denkbarkeit", „Möglichkeiten" und „Erholung".

Tabelle 5: Überblick über Interventionsmöglichkeiten entlang der vier Entlastungswege

Sensibilisierung für Signale von Überlastung *(Achtsamkeit)*	Kognitive Interventionen *(Denkbarkeit)*	Kompetenz-orientierte Interventionen *(Möglichkeiten)*	Förderung der Regenerations-fähigkeit *(Erholung)*
– Psychoedukation zum Thema Stress zur Förderung eines persönlichen „Frühwarnsystems" – Identifikation individueller Stressoren – Differenzierung von Belastungsebenen – Analyse von Stressreaktionen – Achtsamkeitsübungen, u. a. zur Förderung der Gegenwartsorientierung in Belastungssituationen	– Identifikation und Bearbeitung stressverschärfender Gedanken (z. B. anhand des Stressbeschleuniger-Selbsttests – Formulierung und Erprobung hilfreicher Gedanken (z. B. anhand der Imaginationsübung Schiefertafel) – Umgang mit perseverativem Denken/Grübeln (z. B. auf Grundlage des Grübelkreislaufs)	– Bearbeitung zentraler innerer Konfliktsituationen durch Klärungshilfe (z. B. anhand des inneren Teams) – Training sozialer Fertigkeiten im Beruf (z. B. zur Vorbereitung des Erstkontakts bei beruflicher Wiedereingliederung) – Förderung von Fertigkeiten der beruflichen Selbstwertschätzung	– Förderung von Erholungswissen (z. B. zur Pausengestaltung) – Bearbeitung der Zeitgestaltung (z. B. anhand der Plus-Minus-Null-Regel) – Motivierung zur Veränderung von Erholungsverhalten und Verhaltensaktivierung – Förderung der gedanklichen Distanzierungsfähigkeit (z. B. Boundary Tactics, Dankbarkeitstagebuch) – Förderung der Erholsamkeit des Schlafes (z. B. Stimulus-Kontrolle)

4.5 Sensibilisierung für Signale der Überlastung (Entlastungsweg Achtsamkeit)

Ausgehend von vorhandenem Vorwissen der Patienten über Stress bzw. den im Behandlungskonzept bereits enthaltenen psychoedukativen Elementen zum Thema Stress (z. B. im Rahmen multimodaler stationärer Behandlungen) sollte eine gemeinsame Grundlage im Verständnis von Stress und seinen gesundheitlichen Folgen sichergestellt werden. Ziel einer einführenden psychoedukativen Behandlungseinheit zum Thema Stress (vgl. Kap. 4.3.2) ist die Sensibilisierung der Patienten für Signale der Überlastung und relevante Stressoren ihres beruflichen Alltags („Achtsamkeit"), und damit eine Reduktion des Handelns im Modus des „Autopiloten". Durch eine stärkere Orientierung auf das gegenwärtige Erleben können beim Auftreten von Überlastungssignalen die anschließend vermittelten Stressbewältigungsfertigkeiten (aus den Bereichen „Denkbarkeit“, „Möglichkeiten“ und „Erholung“) unmittelbar angewendet werden. Während dies einen Ausschnitt von Achtsamkeit erfasst, können zusätzlich Achtsamkeitsübungen, wie sie achtsamkeitsbasierte Verfahren im engeren Sinne enthalten, einbezogen werden, z. B. der Bodyscan aus der *Mindfulness-Based Stress Reduction* (Kabat-Zinn, 2005; Metzner, 2013). Die Erhebung der individuellen Stressreaktionen dient somit der Sensibilisierung für Überlastungszustände, als zentrale Voraussetzung für den funktionalen Einsatz der im Folgenden dargestellten Fertigkeiten der Stressbewältigung.

Wie können belastungsbedingte Konzentrationsstörungen erklärt und gelindert werden?

Störungen der Konzentrationsfähigkeit gehören zu den häufigsten Symptomen von Überlastung. Sie werden von Betroffenen oft als unkontrollierbar und bedrohlich erlebt. Konzentrationsstörungen erweisen sich insbesondere im Zusammenhang mit einer depressiven Entwicklung als hartnäckig und bilden einen häufigen Anlass für Beratung und Behandlung. Als Erklärung für das Auftreten dieser Einschränkungen der kognitiven Leistungsfähigkeit hat sich das Gesetz des umgekehrt U-förmigen Zusammenhangs von Aktivierung und Leistung (das sog. Jerkes-Dodsen Gesetz) als hilfreich erwiesen.

Grundlage dieses Gesetzes bildet die Erfahrung, dass mit steigender Aktivierung die Leistungsfähigkeit zunächst kontinuierlich ansteigt (vgl. Abb. 6). Übersteigt die Aktivierung jedoch ein optimales mittleres Niveau, ist ein kontinuierlicher Leistungsabfall zu beobachten. Ein solcher, mit steigender Aktivierung einhergehender Leistungsabfall wirkt sich bei geistiger Tätigkeit stärker aus als bei körperlicher Tätigkeit: Bei geistiger Tätigkeit liegt das optimale Aktivierungsniveau niedriger. Dies entspricht anamnestischen Berichten von Betroffenen, dass bei chronischer Überlastung einfache Alltagsaufgaben wie Gartenarbeit möglich sind, während bei geistigen Aufgaben wie Büroarbeit deutliche Leistungseinbußen erlebt werden. Chronische Überlastung kann sowohl eine Unteraktivierung (Erschöpfung, Übermüdung) als auch eine Überaktivierung (innere Unruhe, Hyperarousal) zur Folge haben und hierüber zu Konzentrationsstörungen führen. Das Gesetz liefert praktische Implikationen zur Linderung belastungsbedingter Konzentrationsstörungen: Bei einer Unteraktivierung (d. h. unterhalb des optimalen mittleren Anspannungsniveaus) kann ein adäquates Ausmaß an Anstrengung und Aktivierung sinnvoll sein. Bei einer Überaktivierung (d. h. oberhalb des optimalen mittleren Anspannungsniveaus), welche in der Praxis den häufigeren Fall darstellt, geht jedoch vermehrte Anstrengung und Aktivierung mit verstärkten Leistungseinbußen einher.

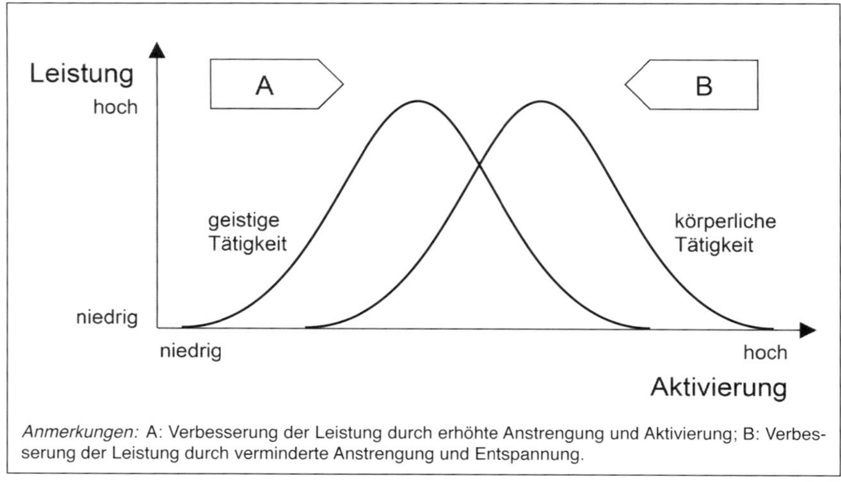

Abbildung 6: Belastungsbedingte Konzentrationsstörungen

So beschreiben viele unter anhaltender innerer Unruhe und überhöhtem Arousal leidende Betroffene, ihrer Verhaltensgewohnheit entsprechend auf anhaltende Störungen der Konzentrationsfähigkeit mit vermehrter Anstrengung zu reagieren und hierdurch zur Aufrechterhaltung ihrer Leistungseinbußen beigetragen zu haben. Für Betroffene mit überhöhter Verausgabungsbereitschaft und sehr leistungsbetonten persönlichen Standards erscheint eine Verbesserung der eigenen Leistungsfähigkeit durch weniger Anstrengung und Aktivierung geradezu paradox. Die Veranschaulichung dieses Zusammenhangs führt meist zu einem verbesserten Verständnis für die als unkontrollierbar erlebten Konzentrationsstörungen und zu einer unmittelbaren Entlastung. Zum anderen wird hierdurch ein Beispiel für die Korrektur dysfunktionaler leistungsbetonter Einstellungen und Verhaltensweisen gegeben, welches mit dem berechtigten Ziel einer möglichst guten Leistungsfähigkeit vereinbar ist.

4.6 Kognitive Interventionen (Entlastungsweg Denkbarkeit)

Ausgehend vom transaktionalen Stressmodell nach Lazarus, der weiten Verbreitung des Stressimpfungstrainings sowie kognitiven Therapieansätzen in der Behandlung affektiver Störungen bildet die Bearbeitung dysfunktionaler Kognitionen und Schemata einen festen Bestandteil der meisten Stressbewältigungstrainings. Als wesentliches Element des Moduls „Denkbarkeit“ werden stressverschärfende Kognitionen identifiziert und bearbeitet und entlastende Kognitionen formuliert. Während dabei die Inhalte der Kognitionen im Vordergrund stehen, zielt der zweite Teil des Moduls auf die Form des Denkens ab. Gedankenkreisen in Form von Grübeln und Sorgen sollen dabei reduziert und die Fähigkeit sich gedanklich von beruflichen Problemen distanzieren zu können gefördert werden.

4.6.1 Identifikation und Bearbeitung stressverschärfender Kognitionen

Stressbeschleu-niger-Selbsttest

Zur Identifikation und therapeutischen Bearbeitung stressverschärfender Kognitionen wurden aufbauend auf Items aus etablierten Verfahren zur Erfassung dysfunktionaler Kognitionen, d. h. aus der Skala dysfunktionaler Einstellungen (DAS) von Hautzinger, Joormann und Keller (2005), aus dem Fragebogen irrationaler Einstellungen (FIE) von Klages (1989) sowie aus der Frost Multidimensional Perfectionism Scale – Deutsch (FMPS-D) von Stöber (1995), Items in Bezug auf das Erleben chronischer Arbeitsüberlastung zusammengestellt und weitere Items neu entwickelt. Daraus resultieren die folgenden Dimensionen, welche mithilfe des Stressbeschleuniger-Selbsttests von Lehr (2015b) (vgl. Anhang, S. 103–105) erfasst und bearbeitet werden können:

1. *Hohe persönliche Standards* (z. B. „Ich setze mir höhere Ziele als die meisten meiner Kollegen").
2. *Wertverlust und Versagen* (z. B. „Wenn ich bei meiner Arbeit versage, dann bin ich als ganzer Mensch ein Versager").
3. *Abhängigkeit von Sympathie* (z. B. „Es ist für mich sehr wichtig, dass andere Leute mögen, was ich tue").
4. *Internalisierung von Misserfolg* (z. B. „Ich gebe mir gewöhnlich die Schuld, wenn sich Dinge nicht gut entwickeln").
5. *Meidung von sozialer Unterstützung* (z. B. „Wenn ich um Unterstützung bitte, dann ist das ein Zeichen von Inkompetenz und Schwäche").
6. *Absicherung und Risikovermeidung* (z. B. „Etwas spontan ausprobieren zu müssen, wäre schrecklich, denn es könnte ein Reinfall werden").
7. *Reduzierte Problemlösefähigkeit* (z. B. „Ich werde es nie schaffen, dieses Problem zu lösen").
8. *Hohe Erwartungen an andere* (z. B. „Ich kann doch wohl erwarten, dass andere mich genauso freundlich und zuvorkommend behandeln, wie ich es tue").

Der Einsatz des Stressbeschleuniger-Selbsttests erlaubt die Erfassung eines persönlichen Profils stressverschärfender Kognitionen. Diese können in besonders ausgeprägten Bereichen (z. B. hohen persönlichen Standards) mittels weiterführender kognitiver Interventionen bearbeitet werden. Hierzu haben sich zum Beispiel Variationen von Stuhlübungen bewährt (z. B. Hedlund, 2011), etwa in dem stressverschärfende gedankliche Anteile in personifizierter Form (z. B. „Der innere Kritiker", „Die Bedenkenträgerin" oder „Die Auf-Andere-Angewiesene") auf einem separaten Stuhl formuliert werden. Hierbei wird neben der Konkretisierung und Veranschaulichung dieser gedanklichen Anteile die Stärkung des Selbstwirksamkeitserlebens der Betroffenen angestrebt, z. B. indem im Stuhlwechsel geübt wird, diesen stressverschärfenden Anteilen wirkungsvoll alternative Gedanken entgegenzusetzen. Am Ende dieser äußerst anschaulichen Disputation stressverschärfender Gedanken kann deren Entschärfung (quantitative Korrektur) oder deren Umformulierung (qualitative Korrektur) stehen.

Gruppenprofil

Interventionsbeispiel: Bei der Anwendung des Stressbeschleuniger-Selbsttests im Rahmen der Gruppenpsychotherapie hat sich die Erstellung einer Gruppenauswertung bewährt. Hierzu werden die acht Dimensionen stressverschärfender Kognitionen (von 1 = „mäßig" bis 8 = „sehr stark") auf nebeneinander gehängten Flipchart-Bögen vorbereitet. Jeder Teilnehmer überträgt sein individuelles Profil (vgl. „Der Stressbeschleuniger-Selbsttest" im Anhang, S. 103–105) auf die Gruppenauswertung, wobei er seine persönlichen Skalenwerte mit einer Linie verbindet und diese durch eine eigene Farbe oder ein persönliches Symbol kennzeichnet. Auf diese Weise entsteht ein Gesamtbild der Verteilung stressverschärfender Kognitionen in der Gruppe, verbunden mit der Möglichkeit, das eigene Profil im Vergleich zur Gesamtgruppe einzuordnen. Zumeist wird hierdurch das hohe Ausmaß an Individualität kognitiver Bewertungsmuster deutlich, wobei nicht selten die gesamte Wertespanne ausgeschöpft wird. Dies kann als zentrales Merkmal individuellen Stresserlebens aufgegriffen und den Gruppenteilnehmern zurückgemeldet werden. Teilnehmer mit niedrigen Werten können wertvolle Anregungen für die Formulierung stressentschärfender Gedanken liefern. Außerdem können für die Gruppe besonders relevante Themenbereiche (z. B. Internalisierung von Misserfolg) vertieft werden.

4.6.2 Erprobung einer hilfreichen Kognition

Über die beschriebenen kognitiven Interventionen hinaus kann der Einsatz imaginativer Techniken wertvolle Akzente setzen, z. B. anhand einer bewährten Imaginationsübung zur Erprobung eines hilfreichen, auf die Bewältigung der eigenen Arbeitssituation bezogenen Gedankens:

Imaginative Technik: Die Schiefertafel-Intervention

Interventionsbeispiel: Der Patient wird (im Rahmen von Einzeltherapie ebenso wie in Form einer Gruppenintervention) gebeten, zunächst einen potenziell für seinen Arbeitsalltag hilfreichen Gedanken zu formulieren. Hierbei kann Unterstützung gegeben werden, etwa durch die Exploration zentraler Bedürfnisse in Bezug auf die Arbeitssituation (z. B. sich sicher fühlen können, in die eigenen Fähigkeiten vertrauen können), eine positive Formulierung des Satzes (z. B. „Ich kann in meine Fähigkeiten vertrauen", statt „Ich habe keine Angst") und eine möglichst kurze und prägnante Form des hilfreichen Satzes. Dieser wird schriftlich notiert und beiseite gelegt. Nach einer Achtsamkeitsinstruktion wird die folgende Imaginationsübung angeleitet:

Imaginationsübung: Schiefertafel

Stellen Sie sich vor, wie Sie in Ihrem heimischen Umfeld unterwegs sind. Entlang vertrauter Straßen … an vertrauten Wegmarken vorbei … wie schon so viele Male … Und während Sie so unterwegs sind, stellen Sie fest, dass Sie einen bestimmten vertrauten Weg fahren. Einen Weg, den Sie vielleicht schon hunderte Male unterwegs waren … Ihr Arbeitsweg … Wie auch immer Sie unterwegs sein mögen, sei es mit dem eigenen Auto … oder dem Rad … oder öffentlichen Verkehrsmitteln … Sie merken, wie Sie sich langsam Ihrem Arbeitsplatz, dem Gebäude in dem Sie überwiegend tätig sind, nähern … Vielleicht passieren Sie noch eine Straßenkreuzung … Vielleicht erreichen Sie einen Parkplatz … steigen aus … gehen vermutlich die letzten Meter zu Fuß … das Gebäude kommt in Sicht … und Sie halten einen Augenblick inne … Denn Sie werden durch etwas überrascht, was Sie sonst nicht dort vorfinden … und deshalb erregt es Ihre Aufmerksamkeit und Sie wenden sich diesem wundersamen Objekt zu … Da steht … eine Schiefertafel! Ja, eine alte Schiefertafel, auf einer Staffelei, etwas abseits, aber deutlich sichtbar! Sie wenden sich der Staffelei genauer zu und entdecken eine kleine Ablage mit einem Schwämmchen und einem Stück Kreide … Und je genauer Sie hinschauen, auf diese Schiefertafel, umso deutlicher wird ein Schriftzug lesbar, mit Kreide geschrieben, wie von Zauberhand … Und Sie lesen, was dort geschrieben steht, und erkennen: Da steht MEIN hilfreicher Satz! … Und Sie lesen den Satz und spüren der Wirkung dieses Satzes nach … (kurze Pause)

Welche Wirkung hinterlässt Ihr Satz? Wie fühlt er sich an? Fühlt er sich stimmig an oder hat Ihr Satz irgendwo Ecken oder Kanten, die sich noch nicht so richtig stimmig anfühlen? … Vielleicht fühlt sich Ihr Satz einfach so richtig an und Sie belassen ihn, wie er ist. Vielleicht stellten Sie aber auch fest, dass Ihr hilfreicher Satz einer Korrektur bedarf, zu der Sie das bereitliegende Schwämmchen und die Kreide nehmen und Ihren Satz so korrigieren, dass er sich für Sie wirklich richtig anfühlt … Und sobald Sie damit fertig sind, lassen Sie Ihren Satz noch einmal auf sich wirken … spüren nochmal nach, welche Wirkung Ihr Satz hinterlässt … (etwas Zeit verstreichen lassen)

Und mit diesem Eindruck wenden Sie sich wieder von der Schiefertafel ab. Sie könnten nun weitergehen und Ihren Arbeitsplatz betreten … Doch Sie halten inne … Noch ist es nicht soweit … Und Sie drehen noch einmal um … und machen sich auf den Weg zurück … auf dem Weg, den Sie schon so viele Male unterwegs waren … Vielleicht steigen Sie in Ihr Auto … oder auf Ihr Rad … oder nehmen den Bus … Sie entfernen sich von der Schule … vorbei an den vertrauten Ecken auf Ihrem Weg … und fahren weiter … Bis Sie feststellen, dass Ihre Vorstellung langsam erlischt … und Sie sich darauf einstellen, wieder ins Hier und Jetzt zurückzukehren

... Und streifen einmal fest über Ihre Oberschenkel ... strecken sich einmal kräftig ... atmen tief durch ... öffnen die Augen ... willkommen zurück!

Bewältigungskarte erstellen

Neben einer Abschlussreflexion können Veränderungen des hilfreichen Satzes auf den zuvor schriftlich notierten Satz übertragen werden. Hierdurch wird eine Bewältigungskarte erstellt, welche der Patient in realen Arbeitssituationen mitführen kann.

Die beschriebene Imaginationsübung erfüllt mehrere zentrale Funktionen im Rahmen der berufsbezogenen Therapie: Neben einer Demonstration der Wirksamkeit hilfreicher Gedanken und ihrer Realitätsprüfung (und ggf. Korrektur) wird die emotionale Auseinandersetzung mit der Arbeitssituation stimuliert. Gerade bei längeren Arbeitsunfähigkeitszeiten oder ausgeprägteren Ängsten vor der Arbeit kann die Übung zugleich Elemente der Angstexposition in sensu enthalten, eine Form der Realitätsüberprüfung darstellen und korrektive Erfahrungen zur Vorbereitung des beruflichen Wiedereinstiegs ermöglichen.

4.6.3 Umgang mit Grübeln und perseverativem Denken

Anhaltendes Grübeln über berufliche Themen gehört zu den am häufigsten von Patienten geäußerten arbeitsbezogenen Problemen. Neben der zentralen Bedeutung von Rumination für Angststörungen und Depressivität geht Grübeln zumeist mit einer eingeschränkten Fähigkeit der gedanklichen Distanzierung von Arbeitsbelastungen („Abschalten können") sowie Ein- und Durchschlafstörungen einher.

Der Grübelkreislauf

Auch wenn den Betroffenen üblicherweise ihr anhaltendes Grübeln und dessen dysfunktionaler Charakter bewusst ist, wird das Ausmaß an Grübeln (z. B. bezüglich Dauer und Ausmaß der emotionalen Belastung) zumeist unterschätzt. Der Grübelnde erlebt sich zum einen als hilflos den eigenen kreisenden Gedanken ausgeliefert, „wie in einem Hamsterrad". Zum anderen ist ein zentrales Merkmal von Grübeln, dass es sich selbst verstärkt und aufrechterhält. Grübeln stellt häufig den Versuch dar, eine Erklärung für schwierige Erlebnisse zu finden, während Sorgen oft durch das Bedürfnis sich vor zukünftigen Gefahren zu schützen angetrieben wird. Zudem erlaubt die intensive gedankliche Beschäftigung mit Problemen eine kurzzeitige Reduktion unangenehmer Gefühle wie Enttäuschung, Ärger oder Angst. Diese Funktionalitäten gilt es herauszuarbeiten. Inhaltlich beschäftigt sich Grübeln in der Regel mit persönlichen Themen („Wunder Punkt"), welche mithilfe des Stressbeschleuniger-Selbsttests (vgl. Kap. 4.6.1) bestimmt werden können (vgl. Abb. 7). Auf der Verhaltensebene unterbleibt letztlich eine konstruktive Problemlösung. Die Erarbeitung des Grübelkreislaufs (vgl. Abb. 7a) ermöglicht dem Patienten ein (metakognitives) Verständnis auslösender und aufrechterhaltender Faktoren des Grübelns sowie Möglichkeiten seiner Durchbrechung bzw. seiner Durchbrechung (vgl. Abb. 7b).

Die daran anknüpfenden Interventionen behandeln z. B. die Sensibilisierung für dysfunktionale kognitive Aktivität und Möglichkeiten ihrer Durchbre-

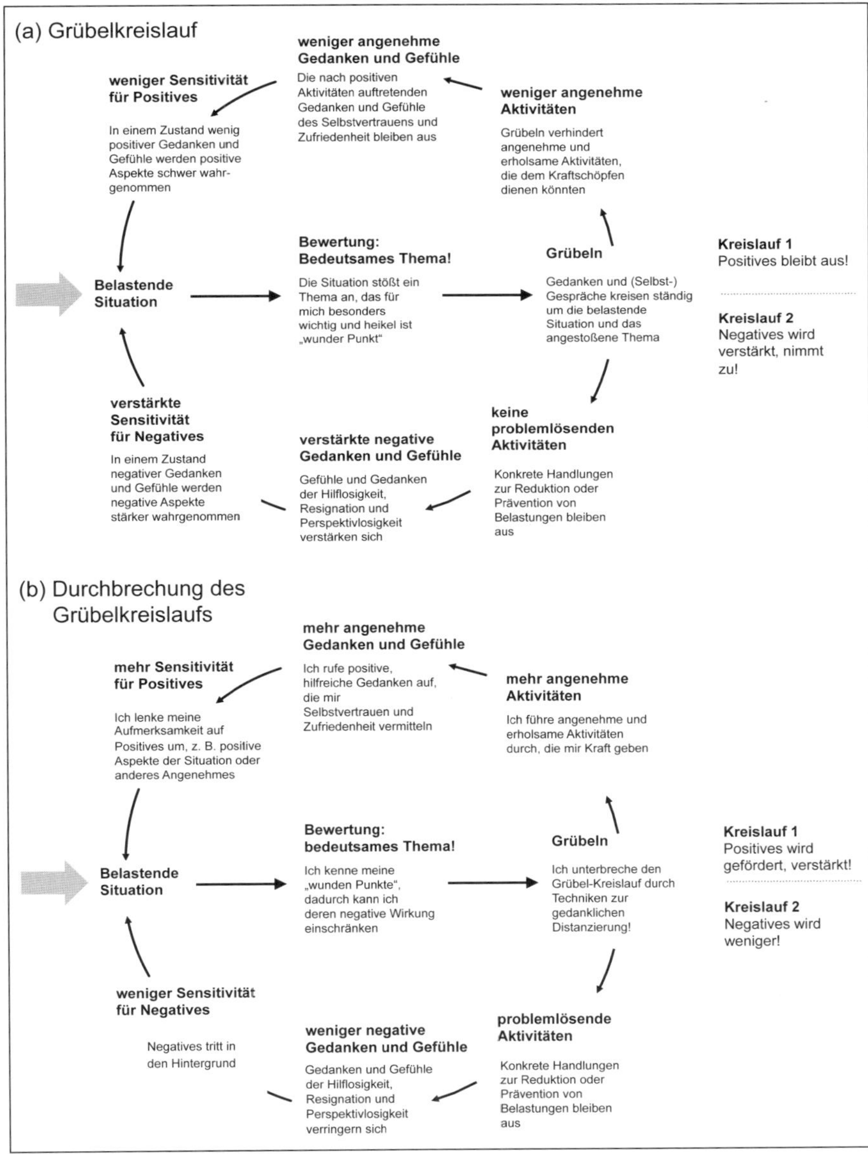

Abbildung 7: Der Grübelkreislauf und seine Durchbrechung

chung, die Förderung problemlöseorientierten Verhaltens und die Stärkung positiver Erfahrungen z. B. durch Wiederaufnahme von Erholungsaktivitäten oder Dankbarkeitstagebuch. Weiterführende Interventionen zur Bearbeitung ruminativen Verhaltens finden sich bei Hillert et al. (2012) sowie Teismann, Hanning, von Brachel und Willutzki (2012).

4.7 Kompetenzorientierte Interventionen (Entlastungsweg „Möglichkeiten")

Repertoire und Flexibilität von Stressbewältigung

Ausgehend vom infernalischen Quartett (vgl. Kap. 4.4) bildet das Fehlen hinreichender Bewältigungsfertigkeiten („Un-Möglichkeit") eines von vier zentralen Elementen der Entstehung und Aufrechterhaltung beruflichen Überlastungserlebens. Der Betroffene hat das Gefühl, all seine Möglichkeiten ausgeschöpft und selbst keine weiterführenden Ideen mehr zu haben, wie die anhaltende Überlastung reduziert werden könnte. Entsprechend bildet die Erweiterung des individuellen Repertoires und der Flexibilität eigener Verhaltenskompetenzen im Umgang mit beruflichem Stress (Entlastungsweg „Möglichkeiten") ein zentrales Element von Stressbewältigungstrainings. Die beschriebenen Interventionen sollen nicht den Eindruck vermitteln, dass die psychotherapeutische Bearbeitung beruflicher Probleme ein qualitativ von kognitiv-verhaltenstherapeutischen Standardtechniken abweichendes Repertoire an Interventionen erfordert. Es geht vielmehr darum, vertrautes Interventionswissen um die arbeitspsychologische Perspektive zu erweitern und auf dieser Grundlage berufliche Problemlagen direkt mit Instrumenten der kognitiven Verhaltenstherapie bearbeiten zu können. In Bezug auf beruflichen Stress nach dem *Modell der beruflichen Gratifikationskrise* zeigte sich beispielsweise, dass eine als defizitär eingeschätzte externe Wertschätzung einen Hauptrisikofaktor für affektive Störungen darstellt, was durch berufliche Selbstwertschätzung jedoch abgemildert werden kann (Lehr, 2009; Lehr, Hillert & Keller, 2009). Vor diesem Hintergrund soll exemplarisch die Anwendung berufsbezogener Konzepte zur Förderung von Fertigkeiten der beruflichen Selbstwertschätzung vorgestellt werden.

Erfahrungsgemäß erfordert die Vielfalt beruflicher Anforderungen eine entsprechende Breite des Behandlungsrepertoires. Exemplarisch werden drei bewährte therapeutische Varianten vorgestellt, die alternativ oder in Kombination angeboten werden können:

1. „Verhaltensbezogene Variante": Training sozialer Fertigkeiten durch Bearbeitung relevanter Arbeitsplatzsituationen im Rollenspiel.
2. „Klärungsvariante": Klärung innerer Konfliktanteile (d. h. ambivalenter Motivationslagen, Ziel- und Wertkonflikte, sich wiedersprechende Kognitionen und Oberpläne) durch Anwendung der Methode des „inneren Teams".

3. Förderung von Fertigkeiten der beruflichen Selbstwertschätzung anhand des Modells der beruflichen Gratifikationskrise.

Beachte:

Die im Rahmen kompetenzorientierter Interventionen vermittelten Fertigkeiten (Entlastungsweg „Möglichkeiten“) zielen auf die Förderung gesundheitsrelevanter Bewältigungsfertigkeiten ab. Darüber hinaus kann sich im Verlauf der Behandlung herausstellen, dass ein berufliches Überforderungserleben durch einen Mangel berufsspezifischer Fertigkeiten und Qualifikationen mit bedingt ist. In diesem Fall kann auch eine Empfehlung, z. B. zu Weiterbildungsmaßnahmen, Leistungsdiagnostik, Führungskräftetrainings etc. als „Möglichkeit“ der Entlastung, notwendig sein.

4.7.1 Verhaltensbezogene Variante: Training sozialer Fertigkeiten

Trainings sozialer Fertigkeiten bilden ein zentrales Behandlungselement störungsspezifischer Therapien. Hierbei werden oftmals auch für den Beruf relevante interaktionelle Probleme bearbeitet. Wenn ausgeprägte interaktionelle Probleme mit Kollegen und Vorgesetzen bestehen, bis hin zu eskalierten Konflikten am Arbeitsplatz (zum Thema Mobbing vgl. Tab. 6), ist jedoch nicht mit einem quasi-automatischen Transfer von Inhalten des sozialen Kompetenztrainings in die Arbeitssituation zu rechnen. Soziale Fertigkeiten im Beruf können zum Teil erheblich von sozialen Fertigkeiten des Privatlebens abweichen. Nicht selten werden die in sozialen Kompetenztrainings bearbeitete Fertigkeiten (z. B. Nein-Sagen, Umgang mit Kritik, Lob geben und Lob annehmen können) im Privatleben mit Erfolg umgesetzt, während im Berufsleben erhebliche Probleme fortbestehen können. Soziale Normen und Kriterien für sozial akzeptiertes Verhalten können sich zwischen diesen beiden Lebensbereichen mitunter deutlich unterscheiden. Manches Sozialverhalten (z. B. die spontane Äußerung von Wünschen und Bedürfnissen, das Äußern von Kritik, das Ablehnen von Wünschen und Bitten anderer) mag im Privatleben auf eine Weise möglich sein, die im beruflichen Bereich gravierende negative Konsequenzen haben kann. Daraus folgt, dass in der Therapie beruflichen Überlastungserlebens zentrale interaktionelle Probleme direkt, z. B. mittels Rollenspielen, bearbeitet werden sollten. Sollten sich im Rahmen multimodaler stationärer Therapieprogramme hierbei Redundanzen mit sozialen Kompetenztrainings ergeben, so dürfte dies in der Regel als zusätzliche Übungsmöglichkeit durchaus wünschenswert sein. Gerade bei Einschätzungen zur Angemessenheit von sozialem Verhalten ist zu berücksichtigen, dass diese zwischen den Kulturen unterschiedlicher Berufsgruppen deutlich variieren können. Dies kann sich mitunter erheblich von der Berufskultur unterscheiden, die Therapeuten aus der eigenen Erfahrung vertraut ist. Analog zu einem Reisenden gilt es dafür „berufskulturelle Kompetenzen" zu entwickeln, die eine sichere Einordnung der Angemessenheit von sozialem Verhalten erlauben, jeweils sensibel für die Sitten und Gebräuche in verschiedenen Ländern und Kulturräumen.

Tabelle 6: Mobbing als extreme Form sozialer Stressoren nach Zapf (1999)

„Normaler" sozialer Stress	Mobbing
1. tägliche kleinere Ärgernisse 2. unsystematisch: alle sind in irgendeiner Form betroffen 3. sporadisch oder andauernd 4. selten bis häufig 5. Machtgleichgewicht	1. tägliche kleinere Ärgernisse oder massive Ereignisse 2. systematisch: gezielt auf eine Person gerichtet 3. lange andauernd (mind. ½ Jahr) 4. häufig (mind. einmal pro Woche) 5. Machtungleichgewicht

Standardsituation: Wiedereinstieg nach Arbeitsunfähigkeit

Interventionsbeispiel: Für die Mehrzahl beruflich belasteter Patienten, die psychotherapeutische Unterstützung aufsuchen, ist der Umgang mit der eigenen Erkrankung, mit krankheitsbedingten Einschränkungen der Arbeitsfähigkeit und die Begründung oftmals mehrwöchiger krankheitsbedingter Ausfallzeiten gegenüber Kollegen und Vorgesetzten ein zentrales, oft in hohem Maße angstbesetztes Problem. Neben der Befürchtung von Stigmatisierung aufgrund einer psychischen Erkrankung werden (oftmals zu recht) konkrete negative Konsequenzen befürchtet. Häufig wird befürchtet, dass die eigene Belastbarkeit und das Urteilsvermögen infrage gestellt werden könnte, dass Gerüchte über den Grund von Ausfallzeiten die Runde machen oder dass sich das Bekanntwerden einer psychischen Erkrankung negativ auf die eigene Leistungsbeurteilung und Karrierechancen auswirken könnten. Dies hat häufig sozialen Rückzug und ein defensives oder ausweichendes Verhalten gegenüber Kollegen zur Folge, welche nach längerer Ausfallzeit ebenso verlegen wie gutmeinend nach dem Befinden des Zurückkehrenden fragen. Häufig werden Gerüchte unter Kollegen und Vorgesetzten vielmehr dadurch verstärkt, dass keine befriedigende Antwort gegeben wird und diese gar nicht anders können, als selbst nach Erklärungen zu suchen. Dabei besteht seitens Kollegen und Vorgesetzten ein berechtigtes Bedürfnis nach einer realistischen Einschätzung der Belastbarkeit des Betroffenen und ein natürliches Bedürfnis danach, den beruflichen Wiedereinstieg nach längerer Ausfallzeit durch eine persönliche Geste und eine höflich gemeinte Nachfrage zur Kenntnis zu nehmen. Besonders im beruflichen Bereich wird häufig die eigene depressive Erkrankung als beschämend und als eigenes Versagen empfunden. Mit zunehmendem Überlastungserleben werden Kollegen und Vorgesetzte oft als ablehnend und kritisch erlebt. Dass auch Kollegen und Vorgesetzten selbst oder in ihrem persönlichen Umfeld zunehmend Erfahrungen mit Burnout-Erleben machen und das Verständnis für psychische Erkrankungen zunimmt, wird dabei von Betroffenen häufig ignoriert.

Bei der Bearbeitung einer solchen, für den beruflichen Wiedereinstieg entscheidenden „Standardsituation“ besteht die Möglichkeit, Varianten des Interaktionsverhaltens bei der Rückkehr in das Arbeitsumfeld im Rollenspiel zu erproben: Von einer „selbstunsicheren Variante“ (z. B. *„Ich war in einer psychosomatischen Klinik, aber behalten Sie das bitte für sich. Ich hatte in den sechs Wochen einige schwierige Kindheitserfahrungen aufzuarbeiten und ich weiß noch nicht, ob ich mir die Arbeit wirklich wieder zutraue etc. …“*) über eine aggressive Variante (z. B. *„Ich bin nicht verpflichtet, hier über meine Krankheit zu sprechen“*) kann dabei zu einer selbstsicheren Variante (z. B. *„Danke der Nachfrage. Ja, es ging mir tatsächlich nicht gut, ich bin aber für den Augenblick froh wieder da zu sein“*) gefunden werden. Ein Perspektivwechsel, z. B. durch die Übernahme der Kollegenrolle, kann deutlich machen, dass auch das Gegenüber in einer solchen Situation verlegen sein und sich durch allzu detaillierte persönliche Informationen überfordert fühlen kann. Diese Vorbereitung der realen Berufssituation kann das Verhaltensrepertoire der Betroffenen erweitern, das Selbstvertrauen und Verhaltenssicherheit stärken und einen wichtigen Bestandteil der Transfersicherung in den Arbeitsalltag darstellen.

4.7.2 Klärungsvariante: Das innere Team

Rollentausch und Stuhlübungen

Mit der Weiterentwicklung kognitiv-verhaltenstherapeutischer Techniken z. B. in Form von Rollentausch bzw. Stuhlübungen (z. B. Hedlund, 2011), und anwendungsbezogenen gesprächspsychotherapeutischen Ansätzen wie dem „Inneren Team“ (Schulz von Thun, 1998) stehen Klärungsvarianten zur Verfügung, deren Grenze zum Coaching sicher fließend sind.

Anwendungsprinzipien des inneren Teams

Anwendungen des inneren Teams sind dadurch gekennzeichnet, dass neben einer zentralen Kognition (d. h. einem charakterisierenden Gedanken) verschiedenen, sich nicht selten widersprechenden Gedanken und Motiven in Form „innerer Stimmen“ ein Name gegeben wird (Personalisierung) und diese auf einem Papier oder Flipchart veranschaulicht und mit einem charakterisierenden Symbol illustriert werden (Visualisierung). Hierbei ist das Prinzip der allparteilichen Wertschätzung von zentraler Bedeutung, d. h. die verschiedenen Perspektiven werden nicht im Sinne von „gut“ oder „schlecht“ bewertet. Der Therapeut ergreift keine Partei für eine der so entwickelten Facetten des inneren Erlebens der Betroffenen. Vielmehr wird eine Klärung ermöglicht, die der Mehrdeutigkeit und Vielschichtigkeit beruflicher Problemsituationen gerecht wird. Nach der Exploration und Konkretisierung dieser „inneren Stimmen“ können Entwicklungsmöglichkeiten des eigenen „inneren Teams“ veranschaulicht werden, z. B. indem durch aktives Eingreifen des Betroffenen (des „Chefs im Team“) die Bedeutung einzelner Stimmen gestärkt wird oder eine vernachlässigte Stimme hinzugenommen wird (eine ausführliche Darstellung einer Anwendung findet sich bei Hillert et al., 2012). Dieses Vorgehen erweist sich vor allem dann als hilfreich, wenn interaktionelle Probleme weniger durch einen Mangel sozialer Fertigkeiten, sondern mehr durch ausgeprägte Ambivalenz, Entscheidungsprobleme, unklare Motivationslagen und widersprüchliche Kognitionen und Schemata bedingt sind, durch deren Bearbeitung ein wesentlich klareres und selbstsichereres Auftreten ermöglicht wird.

Fallbeispiel:

Corinna P., alleinstehend, 35 Jahre (keine Kinder) ist auf mittlerer Führungsebene in der Projektleitung eines großen Dienstleistungsunternehmens tätig. Als Hauptauslöser einer depressiven Entwicklung beschreibt Frau P. eine anhaltende berufliche Überlastung, welche mit schleichendem Beginn über etwa 2 Jahre zu einer psychischen und körperlichen Dekompensation und Krankschreibung aufgrund einer mittelgradig depressiven Episode geführt hatte.

In der Bearbeitung typischer beruflicher Auslösesituationen für Überlastungserleben berichtet Frau P. über regelmäßige Zusatzaufgaben, welche von Kunden oder Vorgesetzten an sie herangetragen werden. Diese Zusatzaufgaben bedeuteten für sie eine massive Mehrbelastung, die sie bislang durch regelmäßige Überstunden (ca. 10 Std./Woche) zu kompensieren versucht hatte. Daraufhin wird die therapeutische Bearbeitung anhand der Methode des inneren Teams angeboten. Es können folgende „innere Stimmen“ identifiziert werden, die in einer solchen typischen Auslösesituation in dieser Reihenfolge auf ihre „innere Bühne“ treten (vgl. Tab. 7).

Zunächst gewinnt Frau P. den Eindruck, dass diese widerstreitenden inneren Stimmen sehr gut ihr Erleben in einer solchen Überlastungssituation veranschaulichen (Validierung). Ihr wird der enorme Druck deutlich, sowohl die an sie gestellten aufgabenbezogenen Erwartungen erfüllen zu müssen als auch Verantwortung für ihre Mitarbeiter zu tragen. Anhand der Bearbeitung ihres inneren Teams erkennt Frau P. die für sie übergeordnete Bedeutung einer Erfüllung von aufgabenbezogenen wie auch mitarbeiterbezogenen Erwartungen, zumeist auf Kosten eigener Ausgleichsbedürfnisse. Innerhalb ihres inneren Teams zeichnet sich ein ausgeprägter Interessenkonflikt ab, zwischen der Erfüllung überhöhter Erwartungen an sich selbst und andere und der Fürsorge für ihre Mitarbeiter vor Überlastung, welcher zu beruflichem Überengagement führte (Verhaltensexzess). Die Verfolgung eigener Ausgleichsbedürfnisse inklusive Schlaf, Pflege sozialer Kontakte und Regeneration war hierüber sehr deutlich in den Hintergrund getreten (Verhaltensdefizit). Es ist anzunehmen, dass ihr hierdurch zuletzt kaum noch möglich war, mit gewohnter Klarheit und Selbstsicherheit gegenüber Vorgesetzten, Kunden wie auch eigenen Mitarbeitern aufzutreten. Eine Lösungsperspektive ergibt sich für sie daraus, aktiv die Führung ihres inneren Teams zu übernehmen und sich in einem ersten Schritt von überhöhten Standards an ihre Leistungsfähigkeit („Die Perfektionistin“) zu distanzieren. Hierdurch wird möglich, ihrer Selbstfürsorge („Die Selbstfürsorgliche“) einen höheren Stellenwert zu verleihen und diese ihrer Fürsorge für ihre Mitarbeiter („Die Beschützerin“) zur Seite zu stellen. Ihr anfängliches Überforderungserleben („Die Panik“) kann hierdurch in den Hintergrund rücken.

Tabelle 7: Fallbeispiel inneres Team

Name der Stimme (Personalisierung)	Charakterisierende Kognition	Charakterisierendes Symbol (Visualisierung)
	Bühnenvordergrund	
„Die Panik”	„Oh Gott, wie soll ich das auch noch schaffen?“	Ein Warnschild mit Ausrufezeichen als Alarmsignal.
„Die Erwartungserfüllerin”	„Ich muss die Erwartungen erfüllen, sonst entsteht der Eindruck, ich sei unfähig und nicht einsatzbereit.“	Ein Fragezeichen als Symbol dafür, dass ihre Kompetenz in Frage gestellt ist.
„Die Beschützerin”	„Ich muss mein Team schützen, die können auch nicht mehr.“	Ein großer Regenschirm, um die eigenen Mitarbeiter vor Überlastung von oben zu schützen.
	Bühnenhintergrund	
„Die Perfektionistin”	„Ich darf mir auf keinen Fall Fehler erlauben.“	Eine alles überragende Figur, daneben ein Siegertreppchen mit Pokal. (Die beste sein müssen.)
„Die Selbstfürsorgerin”	„Pass auf dich auf!“	Eine schwach umrissene Figur mit kleinem Verbandsköfferchen, weit im Bühnenhintergrund.

Diese Lösung erfüllt damit zentrale Spielregeln des inneren Teams, u. a. die Regel der allparteilichen Wertschätzung (alle Stimmen haben ihre Funktion, keine Stimme darf „rausfliegen“) und dem Prinzip der „inneren Integration“ anstelle einer „inneren Abspaltung“. In der abschließenden Reflexion erkennt Frau P., wie es ihr im Rahmen ihrer zurückliegenden depressiven Entwicklung kaum noch möglich gewesen war, liebevolle Unterstützung von Freunden und der Familie (vgl. „Die Selbstfürsorgliche“) in Anspruch zu nehmen, welche sie in ihrem zunehmend eskalierten beruflichen Engagement (vgl. „Die Erwartungserfüllerin“) zu bremsen versucht hatten. Ihr ausgesprochen leistungsbezogenes und konkurrenzbetontes Arbeitsumfeld hatte darüber hinaus ihren zwanghaft perfektionistischen Stil verstärkt. Die beschriebene Anwendung der Methode des inneren Teams unterstützte Frau P. in ihrer Absicht zur Wiederaufnahme privater Ausgleichsinteressen und ihrer Entscheidung zu einem mittelfristigen Stellenwechsel, in Einklang mit eigenen Zielen und Werten wie z. B. ihrer hohen Leistungsbereitschaft („Die Perfektionistin“) sowie auch ihrer sozialen Verantwortlichkeit, z. B. Sorge um Bedürfnisse und Beachtung der Leistungsgrenzen ihrer Mitarbeiter („Die Beschützerin“).

4.7.3 Fertigkeiten der Selbstwertschätzung im Beruf

Anwendung des Modells der beruflichen Gratifikationskrise

Wie in Kapitel 2 beschrieben bildet ein erlebtes Ungleichgewicht von beruflichem Engagement und beruflichem Gratifikationserleben einen zentralen Risikofaktor u. a. für die Entwicklung einer depressiven Symptomatik. Studien zeigen, dass insbesondere ein Ungleichgewicht in der Belohnungskomponente der Wertschätzung mit einem etwa sechsfach erhöhten Risiko zur Entwicklung einer depressiven Symptomatik verbunden ist.

Entsprechend liegt nahe, das Modell der beruflichen Gratifikationskrise therapeutisch nutzbar zu machen. Der Einbezug eines über das ursprüngliche Modell der beruflichen Gratifikationskrise (vgl. Abb. 2, S. 21) hinausgehenden persönlichen Merkmals der „beruflichen Selbstwertschätzung“ eröffnet eine vielversprechende Perspektive zur therapeutischen Bearbeitung beruflich bedingter Gratifikationskrisen. Während sowohl die Arbeitsanforderungen als auch die im Modell beschriebenen drei Belohnungskomponenten Gehalt, Arbeitsplatzsicherheit/Aufstiegschancen und (externe) Wertschätzung keinem Einfluss des Betroffenen unterliegen, erlauben die beiden persönlichen Merkmale „berufliches Überengagement“ *(Overcommitment)* und „Fertigkeiten der beruflichen Selbstwertschätzung“ die individuelle Bearbeitung der Gratifikationsbalance (a) durch die Reduktion beruflichen Überengagements sowie (b) durch die Förderung von Fertigkeiten der beruflichen Selbstwertschätzung. Der nachfolgende Kasten beschreibt Fertigkeiten der beruflichen Selbstwertschätzung, die mittels verhaltenstherapeutischer Interventionen gefördert werden können.

Fertigkeiten der beruflichen Selbstwertschätzung

Fertigkeiten der Selbstwertschätzung

1. *Selbstwertförderliches Verhalten:* Die Fähigkeit zu Selbstbelohnung/positiven Aktivitäten nach Erreichung eines positiven Arbeitsergebnisses (vgl. Selbstmanagement-Ansatz).
2. *Selbstwertförderliche Kognitionen:* Die Fähigkeit, das eigene Arbeitsergebnis positiv bewerten zu können, z. B. sich für das Erreichte loben zu können (vgl. Selbstermutigungen als Komponente der Stressimmunisierung).
3. *Selbstwertförderliche Emotionen:* Die Fähigkeit und die Bereitschaft, positive Emotionen zu erleben, z. B. auf das Erreichte stolz sein können.

4. *Selbstwertförderliche Kommunikation:* Die Fähigkeit, eigene Erfolge anderen gegenüber zeigen und darüber berichten zu können, und hierdurch Freude und Wertschätzung teilen und verstärken zu können.
5. *Selbstwertförderliche Attribution:* Die Fähigkeit, den eigenen Beitrag an Erfolgen auch auf die eigene Mitwirkung zurückführen zu können bzw. die Fähigkeit, Misserfolge nicht ausschließlich der eigenen Person, sondern auch dem Einfluss anderer oder des Zufalls zuschreiben zu können (vgl. depressiver Attributionsstil).
6. *Selbstwertförderliche Unabhängigkeit:* Die übergreifende Fähigkeit, sich durch die oben beschrieben Fertigkeiten der Selbstwertschätzung von externer Wertschätzung unabhängig machen zu können, und ein Ausbleiben externer Wertschätzung ohne Verlust des Selbstwertes tolerieren zu können.

4.8 Förderung der Regenerationsfähigkeit (Entlastungsweg Erholung)

Die Förderung der Regenerationsfähigkeit (vgl. der vierte Entlastungsweg des infernalischen Quartetts, Kap. 4.4) ist besonders in Verbindung mit solchen beruflichen Belastungen relevant, die sich nicht unmittelbar durch den Einsatz von Fertigkeiten der Stressbewältigung (vgl. Entlastungswege „Denkbarkeit“ und „Möglichkeit“) reduzieren lassen. Chronische, beruflich bedingte Erschöpfung ist zumeist durch einen Verlust der Regenerationsfähigkeit gekennzeichnet. Psychotherapeutische Ansätze zur Förderung der Erholungsfähigkeit zielen daher darauf ab, einen Teufelskreis von mangelnder gedanklicher Distanzierung, dem Verlust aktiven Erholungsverhaltens und nicht erholsamem Schlaf zu durchbrechen.

4.8.1 Motivierung zur Verbesserung des Regenerationsverhaltens

Der Wunsch nach positivem Erleben und Erholung ist ein menschliches Grundbedürfnis. Angesichts dessen mag zunächst verwundern, dass motivationale Aspekte in der Förderung des Regenerationsverhaltens eine gesonderte Beachtung verlangen. Hierbei ist jedoch zu berücksichtigen, dass die Verbesserung von Erholungsverhalten, im Sinne der Bearbeitung eines Verhaltensdefizits ebenso wie andere Formen des Gesundheitsverhaltens, bekannten Schritten der Verhaltensänderung unterliegt. Ausgehend vom *transtheoretischen Modell der Verhaltensänderung* können folgende Phasen der Veränderung von Erholungsverhalten unterschieden werden:

Transtheoretisches Modell der Verhaltensänderung

1. Absichtslosigkeitsstadium *(Precontemplation)*: kein Problembewusstsein, keine Absicht zur Veränderung des eigenen Erholungsverhaltens.
2. Absichtsbildungsstadium *(Contemplation)*: bestehende aber unkonkrete Absicht zur Verhaltensänderung (z. B. „Mehr Erholung wäre eigentlich gut, aber …").
3. Vorbereitungsstadium *(Preparation)*: Es besteht die konkrete Absicht zur Verhaltensänderung und es werden konkrete Vorbereitungen zur Erprobung von Verhaltensalternativen getroffen (z. B. Vorbereitung einer aktiven Freizeitgestaltung am Wochenende).
4. Handlungsstadium *(Action)*: Verhaltensalternativen werden praktisch erprobt (z. B. die absichtsvolle Veränderung der üblichen Gestaltung des eigenen Feierabends).
5. Aufrechterhaltungsstadium *(Maintenance)*: Verhaltensänderungen wurden vollzogen, es steht die Stabilisierung des neuen Verhaltens und die Vorbeugung von Rückfällen in alte Verhaltensgewohnheiten im Vordergrund.
6. Abschlussstadium *(Termination)*: Es hat eine zufriedenstellende Veränderung von Verhaltensgewohnheiten im Umgang mit Erholung und Regeneration stattgefunden.

Grundsätzlich können sich Betroffene mit chronischem beruflichem Erschöpfungserleben in allen genannten Phasen der Verhaltensänderung wiederfinden. Mit der Entscheidung zur Inanspruchnahme psychotherapeutischer Unterstützung dürften im häufigsten Fall jedoch Phasen 2 (Absichtsbildungsstadium) bis Phase 4 (Handlungsstadium) vorliegen. Nach Klärung des persönlichen Erfahrungsstandes der Betroffenen und dem persönlichen Stand eigener Veränderungsbemühungen dürften in den verschiedenen Phasen unterschiedliche Interventionsschwerpunkte im Vordergrund stehen: von psychoedukativen Behandlungselementen zum Thema Erholung (Phasen 1 bis 3) über die Verhaltensaktivierung (Phasen 3 bis 5) zur Transfersicherung und zum Umgang mit Rückfällen (Phasen 5 bis 6).

Darüber hinaus sind in der Bewertung der individuellen Veränderungsmotivation folgende Hindernisse zu berücksichtigen: (a) das *Mengenproblem* („Ich habe noch so viel zu tun, ich finde keine Zeit zur Erholung"), (b) das *Erschöpfungsproblem* („Ich bin zu erschöpft, um mich auch noch um eine aktivere Freizeitgestaltung kümmern zu können") sowie (c) das *Erlaubnisproblem* („Ich muss erst meine Arbeit fertigmachen, dann kann ich mich um meine Erholung kümmern"). Es folgt die Darstellung eines bewährten Interventionsbeispiels (die „Plus-Minus-Null-Regel"), mit dessen Hilfe ein zentrales Dilemma bei der Förderung von Regeneration sehr wirkungsvoll veranschaulicht werden kann.

Die Plus-Minus-Null-Regel

Interventionsbeispiel: Möglichkeiten wie auch Hindernisse bei Bemühungen zur Verbesserung von Regeneration und Erholung können am Beispiel der individuellen Zeitverteilung (vgl. Arbeitsblatt „Die Plus-Minus-Null

Regel" im Anhang, S. 106) anschaulich gemacht werden. Im Rahmen der Intervention *Plus-Minus-Null-Regel* schätzt der Betroffene die aktuelle/reale Verteilung seiner Tages- bzw. Wochenzeit (in Stunden) auf die folgenden neun Lebensbereiche ein: Schlafen, Körperpflege, Mahlzeiten, Wegezeiten, Arbeit, Haushalt, sonstige Verpflichtungen, Partnerschaft/Familie und eigene freie Zeit. Zunächst wird eine Einschätzung in Stunden pro Tag getroffen (Spalte 2), in einem zweiten Schritt ein Summenwert pro Woche berechnet (Spalte 3). In einigen Lebensbereichen kann hierbei die Unterscheidung von Werktagen und Wochenende sinnvoll sein. Die Differenz der auf diesem Wege bestimmten persönlichen Gesamtsumme und dem unweigerlich jedem Menschen begrenzten Zeitbudget von 168 Stunden pro Woche (7 × 24 Stunden) kann zu sehr klärenden, zuweilen schmerzlichen Erkenntnissen führen. Im positiven Fall kann ein Gesamtwert unterhalb von 168 Wochenstunden eigene Spielräume zum vermehrten Einbezug von Erholung in den eigenen Arbeitsalltag aufzeigen. Im negativen Fall werden viele Betroffene hierdurch jedoch mit einem zentralen Dilemma konfrontiert: Sollte die eigene Wochenzeit bereits ohne ausreichende Erholungszeiten gefüllt sein, so ist der Wunsch nach vermehrter Freizeit unweigerlich mit der Notwendigkeit verbunden, dies auf Kosten anderer Lebensbereiche auszugleichen. Sehr häufig wird beschrieben, dass unter hoher beruflicher Belastung die eigene Zeit bzw. Zeit für Freunde, Partnerschaft und Familie stattdessen mit Arbeit, zusätzlichen Verpflichtungen, Überstunden und gedanklich mit arbeitsbezogenen Inhalten verbrachter Grübelzeit verwendet wird. Wird die für Verpflichtungen aufgewendete Zeit darüber hinaus auf z. B. Schlafzeiten und Essenzeiten ausgeweitet, dann kann dies gesundheitliche Folgen (z. B. Tagesmüdigkeit und gastrointestinale Beschwerden) nach sich ziehen, die wiederum die Alltagsbewältigung stark beeinträchtigen können. Maßnahmen zur Wiederherstellung von Regeneration und Erholung ziehen daher, sofern sie über die Phase der Absichtsbildung hinaus Bestand haben sollen, entscheidende Anschlussfragen nach sich, etwa die Korrektur überhöhter Standards bezüglich der eigenen Leistungsfähigkeit, die Bewältigung möglicherweise notwendiger Konflikte mit Kollegen und Vorgesetzten infolge der eigenen Bemühungen um eine sinnvolle Begrenzung der eigenen Arbeitszeit, oder das Hinterfragen des persönlichen Stellenwerts von Beruf und Karriere.

4.8.2 Psychoedukation/Erholungswissen

Da dysfunktionale Überzeugungen und Regeln die Fähigkeit zu Genuss und Erholung nachhaltig behindern können bildet die Vermittlung eines grundlegenden Wissens über zentrale Merkmale von Erholung einen zentralen Bestandteil der Förderung von Regeneration. Ausgehend vom Phasenmodell der Erholung (vgl. Abb. 8; siehe auch Kapitel 2.7) können zentrale Faktoren des Gelingens bzw. Nicht-Gelingens von Erholung aufgezeigt werden.

Phasenmodell der Erholung

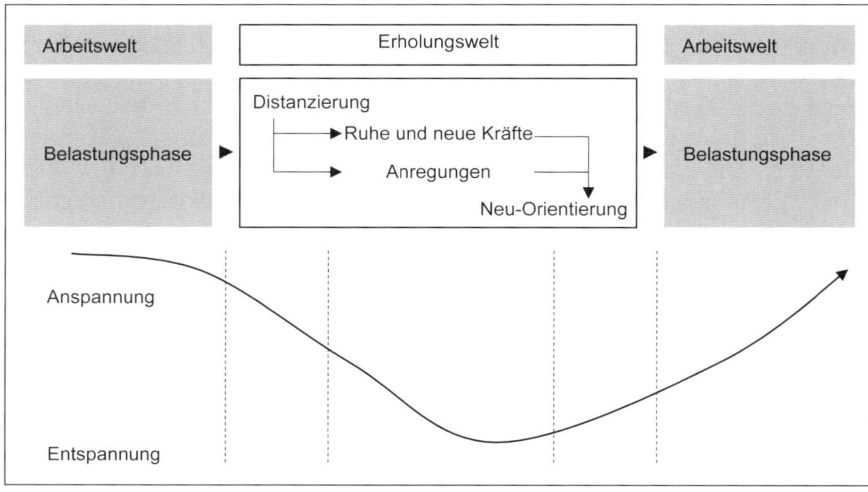

Abbildung 8: Phasenmodell der Erholung (adaptiert nach Allmer, 1996).

Hierbei sollten folgende Aspekte deutlich werden: Ziel eines funktionalen Umgangs mit Stress bildet die Wiederherstellung eines natürlichen Wechsels von Phasen der Belastung („Arbeitswelt") mit Phasen der Erholung („Erholungswelt"). Auf körperlicher und emotionaler Ebene wird ein solcher Phasenverlauf durch einen fließenden Übergang von Anspannung und Entspannung begleitet. Der genauere Blick auf Bestandteile der Erholungsphase („Erholungswelt") zeigt auf, dass der Zugang zu Erholung über eine Phase der Distanzierung erfolgt, welcher sich passive oder aktive Formen von Erholung (Ruhe und neue Kräfte vs. Anregungen) anschließen können. Der Übergang in eine erneute Belastungsphase erfolgt über eine Phase der Neuorientierung. Ein solcher Ablauf dürfte für Pausen während der Arbeit relevant sein, ebenso wie für den Feierabend, den Übergang von Werktagen und Wochenende oder auch der Wiedereinstieg in die Arbeit nach einem Urlaub. Nichtgelingende Erholung und ein anhaltend, auch über (eigentlich arbeitsfreie) Auszeiten hinweg, erhöhtes Anspannungsniveau kann demzufolge (a) mit einer fehlenden Distanzierung, (b) mangelnden Verhaltensalternativen aktiver wie auch passiver Erholung sowie (c) zu früh wiedereinsetzender Neuorientierung zusammenhängen. Typischerweise wird der Zeitbedarf zur Distanzierung wie auch zur Neuorientierung unterschätzt und der Übergang von Belastung und Erholung als ein quasi-digitales „Umschalten" oder „Abschalten" verstanden. Gerade der Anspruch „abschalten" zu können erzeugt zusätzlichen Druck, da die gedankliche Distanzierung in der Regel ein langsamer Prozess ist, der mehrere Stunden benötigen kann. Zur Förderung der gedanklichen Distanzierung können vielfältige Strategien *(Boundary Tactics)* entwickelt werden (vgl. Kasten).

Beispiele für Boundary Tactics zur Förderung gedanklicher Distanzierung

Boundary Tactics

1. *Strategien, um die Arbeit abzuschließen:*
   - Symbolisches Beenden der Arbeit, z. B. den Schreibtisch aufräumen,
   - Überblick über Unfertiges, z. B. unerledigte Aufgaben und ungeklärte Fragen zu Papier bringen, bevor der Feierabend beginnt,
   - Erledigte Aufgaben feiern, z. B. sich einen Moment Zeit nehmen, um sich zu vergegenwärtigen, was erreicht wurde.
2. *Strategien, um den Übergang zu gestalten:*
   - Wege nutzen, z. B. einen Teil des Heimweges langsam zurücklegen, nachklingende Gedanken notieren und sich bewusst von der Arbeit entfernen,
   - Wechsel symbolisieren, z. B. Kleidung wechseln, Duschen, Wechsel zwischen Arbeitszimmer und den verbleibenden Wohnräumen.
3. *Strategien, um die Erholung abzuschirmen:*
   - Technologie nutzen, z. B. Feierabendfunktion des Smartphones, Abwesenheitsbenachrichtigungen, Trennung privater und dienstlicher Rufnummern und E-Mail-Adressen,
   - Erreichbarkeit mit Vorgesetzten, Kollegen, Kunden aktiv aushandeln und kommunizieren,
   - Problem-Askese, z. B. Zeiten und/oder Aktivitäten festlegen, in denen keine Gespräche über berufliche Probleme geführt werden.

Erholsamkeit des Schlafs

Gerade bei gestörtem Schlaf sollte die Gestaltung der Abendstunden in der Therapie besondere Berücksichtigung finden. Dabei kann sich die Etablierung eines positiven Tagesrückblicks als hilfreich erweisen, um perseveratives Denken im Sinne von Sich-Sorgen/Grübeln (vgl. Kap. 4.6.3) zu reduzieren. Eine Form stellt das „Dankbarkeitstagebuch" dar. Der Patient notiert dabei am Abend drei bis fünf Erlebnisse, für die er dankbar ist und spürt deren Wirkung nach. Darüber hinaus kann an dieser Stelle der konsequente Einbezug von bewährten Interventionen aus der Therapie von Insomnie, v. a. Schlafrestriktion, Stimulus-Kontrolle und Schlafhygiene, äußerst nützlich sein. Gerade dem Grübeln und Sorgen über berufliche Probleme im Bett sollte Aufmerksamkeit geschenkt werden. Da erholsamer Schlaf den wichtigsten Erholungsprozess darstellt, sollte seiner Förderung besondere Bedeutung zukommen (vgl. Voderholzer & Ehrig, 2014).

Ressourcenstärkung und Sorgenreduktion

Bei Patienten mit erhöhtem Bedürfnis nach Sicherheit und Vorhersehbarkeit ist zu beobachten, dass aktivierende Informationen (z. B. E-Mails) und Gespräche spät am Abend aktiv gesucht werden, um sich für potenzielle Probleme am nächsten Morgen zu wappnen. An dieser Stelle bieten sich Interventionen zur Ressourcenstärkung und Sorgenreduktion an, wie sie z. B. in der kognitiven Therapie der generalisierten Angststörung eingesetzt werden:

- *Schritt 1: Identifikation von Situationen, die am stärksten Grübeln und Sorgen auslösen.*
- *Schritt 2: Auswahl einer Situation:* Identifikation von einer bis drei Fähigkeiten, die nötig wären, um mit dieser Situation gelassener umgehen zu können.
- *Schritt 3: Auswahl einer Fähigkeit:* Suche nach anderen Situationen in den letzten zwei Jahren, in der der Patient erfahren hat, diese Fähigkeit zu besitzen. Wie genau hat sich diese Fähigkeit gezeigt?
- *Schritt 4: Sensorische Verankerung und ressourcenorientierte Imagination:* Welches Foto oder Bild beschreibt diese Fähigkeit am besten? Gibt es eine Stelle im Körper (somatischer Marker), wo diese Fähigkeit spürbar war? Ausgerüstet mit dieser Fähigkeit wird die problematische Situation imaginiert und auf Unterschiede zur ursprünglichen Vorstellung eingegangen.

Ständige Erreichbarkeit

Mit ständiger Erreichbarkeit wird ein innerer Stand-by-Modus beschrieben, der durch eine kaum begrenzte, oft wenig vorhersehbare oder kontrollierbare Verfügbarkeit für berufliche Belange außerhalb der regulären Arbeitszeiten charakterisiert ist. Die Verfügbarkeit ist weitestgehend unreguliert (z. B. im Unterschied zu Bereitschaftsdiensten) und geschieht nach Feierabend, am Wochenende oder im Urlaub, wobei die Kontaktaufnahme meist über Anrufe auf das Mobiltelefon oder Smartphone sowie mittels E-Mail oder SMS erfolgt. Während flexiblere Arbeitszeiten und die Möglichkeit, zu Hause zu arbeiten allgemein als positive Entwicklungen in der Arbeitswelt bewertet werden, kann die ständige Erreichbarkeit als überstarke Flexibilisierung angesehen werden, die den Rhythmus von Arbeit und Erholung gefährdet. Ständige Erreichbarkeit kann als „Intrusion der Arbeit in die Erholungswelt“ durch Kollegen, Vorgesetze oder Kunden verursacht (z. B. Anrufe am Wochenende) oder selbst herbeigeführt werden (z. B. Abrufen dienstlicher E-Mails) sowie als bloße Erwartung wegen beruflicher Belange kontaktiert zu werden belastend wirken.

Bei der Exploration des Pausenverhaltens geht es darum, sich ein möglichst plastisches Bild über Anzahl, Dauer und Gestaltung von Arbeitspausen zu verschaffen.

Pausengestaltung

Betroffene sind darüber hinaus in der Regel dankbar für Anregungen zur Gestaltung von Pausen im Arbeitsalltag. Hierbei hat sich die Information über zwei zentrale Regeln der Pausengestaltung bewährt (vgl. Abb. 9):

1. *Mit zunehmender Arbeitszeit nehmen Ermüdung und Erholungsbedarf immer stärker zu.* Betroffene gehen häufig davon aus, dass mit zunehmender Dauer der Arbeitszeit die Ermüdung bzw. der Erholungsbedarfs linear zunimmt. Dabei wird zumeist vernachlässigt, dass stattdessen mit zunehmender, ohne ausreichende Pause geleisteter Arbeitszeit die Erschöpfung und damit die erforderliche Zeit zur Erholung überproportional ansteigt.

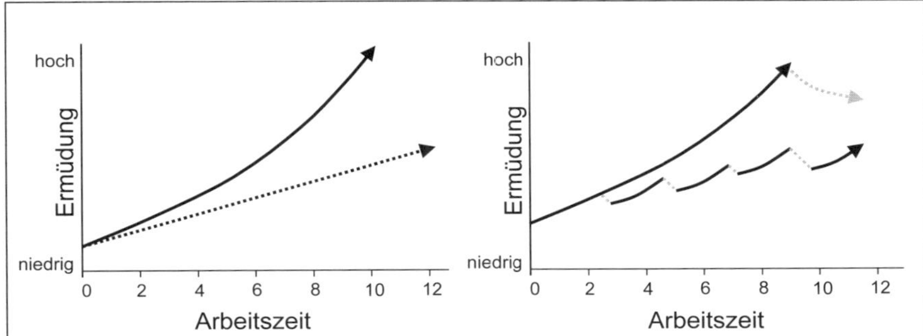

Anmerkungen: Ca. 25 % der deutschen Berufstätigen lassen Pausen häufig ausfallen, die wenigsten, weil sie keine Pausen machen möchten. In der Regel gehen Betroffene von einer kontinuierlichen Zunahme der Ermüdung über die Zeit aus (gestrichelte Linie links). Tatsächlich jedoch nimmt die Ermüdung über die Zeit exponentiell zu (durchgezogene Linie links), sodass nach ununterbrochener Arbeit spätere Pausen deutlich mehr Zeit zur Erholung erfordern, als dies bei früheren Pausen erforderlich wäre (Pausenregel 1). Ausgehend davon, dass zu Beginn einer Pause der Erholungswert höher liegt als zum Ende der Pause (Pausenregel 2), ergibt sich die Empfehlung zu früheren kürzeren Pausen (untere Linie rechts) anstelle von späten überlangen Pausen (obere Linie rechts).

Abbildung 9: Pausengestaltung und Ermüdung

2. *Der Erholungseffekt zu Beginn einer Pause ist höher als zum Ende einer Pause.* Diese Regel beschreibt das Phänomen, dass der Erholungswert zu Beginn einer Pause am höchsten ist und im weiteren Verlauf der Pause abnimmt.

Als Konsequenz aus der Verbindung dieser beiden Grundregeln ergibt sich die Empfehlung, einer sich aufschaukelnden und zu überhöhtem Erholungsbedarf führenden Erschöpfung im Tagesverlauf dadurch vorzubeugen, dass möglichst frühzeitig Kurzpausen vorgesehen werden sollten. Die erforderliche Gesamtdauer zur Regeneration dürfte sich hierdurch im Regelfall nicht verlängern, oftmals jedoch sogar verkürzen.

4.8.3 Förderung von Erholungsverhalten

Die Förderung positiver Ausgleichsaktivitäten bildet einen zentralen Wirkmechanismus und einen etablierten Standard der kognitiven Verhaltenstherapie der Depression. Auch wenn die Aktivierung zu positiven Aktivitäten weniger unter dem Begriff „Erholung" etabliert ist, bestehen hierzu deutliche Parallelen, ebenso wie zu Genusstrainings und achtsamkeitsbasierten Verfahren.

Verhaltensaktivierung

Entsprechend können auch zum Training von Erholungsverhalten bekannte Standards der Verhaltensaktivierung angewendet werden, z. B. die Anwendung von Selbstbeobachtungsprotokollen eigenen Pausenverhaltens, Strategien der Zielsetzung bzgl. des Pausen- und Erholungsverhaltens, Durchführung von Verhaltenserprobungen und die Erfassung der Zielerreichung (z. B. über Zielerreichungsskalierung). Inhaltlich besteht eine enge Verbindung zwischen der Förderung von Erholungsverhalten und der persönlichen Zeitgestaltung (vgl. Plus-Minus-Null-Regel, Kapitel 4.8.1) ebenso wie mit der Durchbrechung dysfunktionaler Grübelkreisläufe (vgl. Kapitel 4.6.3), als Voraussetzungen für das Erholungserleben. Der *Recreation Experience and Activity Questionnaire* (ReaQ) von Lehr (2015a) (vgl. Anhang, S. 107–108) kann zur Erhebung des aktuellen Erholungsverhaltens am Feierabend und Wochenende, der Zielsetzung für Verhaltensänderungen sowie der Verlaufserfassung in der Therapie eingesetzt werden. Zur Förderung von Erholungsverhalten bietet sich außerdem in besonderer Weise der Einsatz von Bildern an. So können Patienten Bilder ihrer bevorzugten oder angestrebten Erholungsaktivitäten zusammenstellen. Bilder von absolvierten Erholungsaktivitäten dienen der Selbstverstärkung sowie der Verstärkung durch den Therapeuten.

Folgende Grundprinzipien sollten in der therapeutischen Unterstützung von Verhaltensänderungen bzgl. Ausgleichsaktivitäten berücksichtigt werden:

- Erholungsverhalten sollte *geplant* werden: Z. B. durch Erstellung eines Wochenplans und Festlegung am Anfang der Woche, wann der Betroffene was und ggf. mit wem unternehmen möchte.
- Erholungsgewohnheiten müssen *geübt und automatisiert* werden: Je regelmäßiger etwas getan wird (z. B. immer freitags schwimmen gehen), desto wahrscheinlicher ist die Etablierung einer festen Verhaltensgewohnheit.
- *Aktivierung sozialer Unterstützung:* Die Erhöhung der sozialen Verbindlichkeit kann die Durchführung von Erholungsaktivitäten erleichtern, z. B. indem sich der Betroffene für erholsame Aktivitäten verabredet.
- *Selbstverpflichtung erhöhen:* Zur Erhöhung der persönlichen Verbindlichkeit kann der Betroffene anderen von seinen Absichten und Plänen berichten.
- *Zeitkontingentes Arbeiten:* Bei Problemen mit der Einhaltung von Arbeitszeiten sollte die Arbeit beendet werden, wenn die dafür eingeplante Zeit abgelaufen ist, und nicht, wenn eine ausreichende Zufriedenheit mit dem Ergebnis erreicht ist.

Erholungserleben

Im zweiten Teil des ReaQ wird erfasst, ob das Erholungsverhalten mit einem verbesserten Erholungserleben einhergeht: gedankliche Distanzierung, anregende Erfahrungen bzw. angenehme Herausforderungen sowie Rückgewinnung neuer Kräfte. Ein Teil der Patienten zeigt zwar ein ausreichendes Maß an Erholungsaktivitäten, erlebt diese aber nicht als entspannend oder als Quelle neuer Kräfte (Recreation Activity-Experience-Gap). Zum einen kann, im Sinne achtsamkeitsbasierter Verfahren, von einer stärkeren Orientierung am Hier-und-Jetzt profitiert werden. Dabei gilt es, den Erholungsaktivitäten die ganze Aufmerksamkeit zu schenken. Zum anderen können Erholungsaktivtäten in einem unpassenden Modus durchgeführt werden, indem die leistungs- und ergebnisorientierten Regeln der Arbeitswelt unreflektiert auf die Erholungswelt übertragen werden. In diesem Fall gilt es, einen neuen Modus der Erholungswelt zu entwickeln, der sich am Ziel der Gelassenheit und Entspannung orientiert.

Umgang mit ständiger Erreichbarkeit

Eine ungeteilte Aufmerksamkeit auf Erholungsaktivitäten, die für das Erleben von Erholung unabdingbar ist, setzt ein gelingendes „Boundary Management", besonders im Umgang mit ständiger Erreichbarkeit, voraus. Wird diese aus therapeutischer Sicht als problematisch eingeschätzt oder vom Patienten berichtet, bestehen im Rahmen der Therapie folgende Möglichkeiten:

Zunächst können in einem diagnostischen Schritt relevante Verhaltensweisen und Kognitionen ermittelt werden: Wem sind private Telefonnummern oder E-Mail-Adressen bekannt? Wann und wie häufig werden dienstliche Telefonate geführt, E-Mails gelesen oder bearbeitet? Wie ausgeprägt ist die Erwartung, in der Freizeit für berufliche Belange kontaktiert zu werden? Was sind die Inhalte dieser Erwartungen? Diese Aspekte der ständigen Erreichbarkeit und die dabei erlebte Anspannung kann mittels Tagebuch erhoben werden.

Bewährte kognitiv-verhaltenstherapeutische Interventionen zur Förderung der sozialen Kompetenz, insbesondere die Wahrnehmung persönlicher Rechte, die Äußerung von Wünschen und das Aushandeln von Regeln, können Teil der therapeutischen Arbeit sein. Dies hilft, die Vorhersehbarkeit und Kontrollierbarkeit darüber zu erhöhen, ob, wie und zu welchen Anlässen eine Kontaktaufnahme außerhalb der Arbeitszeiten erfolgen soll. Die Förderung sozialer Kompetenzen kann zudem beinhalten, implizite Annahmen über die von anderen erwartete Erreichbarkeit zu überprüfen.

Ein Teil der Betroffenen erlebt ständige Erreichbarkeit durchaus ambivalent, mit einer starken Komponente intrinsisch motivierten Verhaltens. Bei selbst herbeigeführter ständiger Erreichbarkeit (z. B. Bearbeitung dienstlicher E-Mails außerhalb der Arbeitszeit bzw. deren Synchronisation auf das private Smartphone) sind die Vorteile bzw. die Funktionalität dieses Verhaltens von besonderer Bedeutung. In diesem Zusammenhang ist z. B. der Gewinn an zeitlicher und räumlicher Flexibilität zu nennen, die für eine bessere Vereinbarkeit von Beruf und Familie bedeutsam sein kann. Im Umgang mit diesem zunehmend wichtigen Thema können der persönlich präferierte Arbeitsstil ebenso wie Persönlichkeitsmerkmale (z. B. Gewissenhaftigkeit) zum Ausdruck kommen.

Selbst herbeigeführte ständige Erreichbarkeit dient häufig der Beruhigung bzw. Angstreduktion. Als typische Kognitionen treten dabei Befürchtungen auf, die (a) eine antizipierte Überforderung zum Inhalt haben („Ich muss vorbereitet sein, sonst komme ich nicht mit dem zurecht, was mich morgen früh erwartet") oder (b) sich auf ausgeprägte Konkurrenz und das Verpassen von Chancen beziehen („Wenn ich das nicht sofort erledige, dann könnte mir ein anderer zuvorkommen"). An dieser Stelle können kognitive Interventionen eingesetzt werden, z. B. Realitätsüberprüfung, Entkatastrophisierung, Korrektur überhöhter persönlicher Standards oder auch Relativierung einer überhöhten persönlichen Verantwortlichkeit. Dient z. B. die Bearbeitung dienstlicher E-Mails, die Weitergabe der privaten Mobilnummer oder ähnliche Verhaltensweisen der Anspannungsreduktion, so kann dies als Sicherheitsverhalten konzeptualisiert und verhaltenstherapeutisch bearbeitet werden (z. B. Exposition mit Reaktionsverhinderung).

4.9 Sozialtherapeutisches Basiswissen

Sozial- und versorgungsrechtliche Grundbegriffe

Berufsbezogene Therapie richtet sich gezielt auf die aktuelle berufliche und soziale Situation der Betroffenen, die wiederum von den sozialrechtlichen Rahmenbedingungen und den verfügbaren Unterstützungsmöglichkeiten im Versorgungssystem bestimmt wird. Um beruflich belastete Patienten angemessen behandeln zu können, müssen Therapeuten mindestens über ein basales Wissen sozial- und versorgungsrechtlicher Grundbegriffe und Unterstützungsmöglichkeiten verfügen – auch wenn z. B. im stationären Setting in der Regel an den Sozialdienst bzw. die Sozialberatung verwiesen werden kann. Tabelle 8 erläutert zentrale sozial- und versorgungsrechtliche Grundbegriffe (siehe ausführlich Muschalla & Linden, 2011).

Tabelle 8: Zentrale sozial- und versorgungsrechtliche Grundbegriffe

Arbeitsunfähigkeit (AU)	AU liegt dann vor, wenn der Arbeitnehmer aufgrund von Krankheit seine zuletzt ausgeübte Tätigkeit nicht oder nur unter Gefahr der Verschlimmerung der Erkrankung ausführen kann (§ 2 Abs. 1 SGB V).
Berufsunfähigkeit (BU)	BU bezeichnet die durch Krankheit, Unfall oder Behinderung verursachte anhaltende Unfähigkeit den eigenen Beruf auszuüben. (§ 43 Absatz 2 SGB VI).
Erwerbsminderung (EM)	Bei verminderter Erwerbsfähigkeit ist der Betroffene durch Krankheit oder Behinderung anhaltend in seiner beruflichen Leistungsfähigkeit eingeschränkt. Eine volle Erwerbsminderung liegt vor, wenn das Leistungsvermögen unterhalb von 3 Stunden/Tag liegt, eine teilweise Erwerbsminderung liegt vor, wenn von einem Restleistungsvermögen von 3 bis 6 Stunden/Tag ausgegangen wird.
Grad der Behinderung (GdB)	Eine Behinderung liegt vor, wenn körperliche Funktionen, geistige Fähigkeiten und/oder die seelische Gesundheit eines Menschen länger als sechs Monate relativ zur Altersnorm erheblich beeinträchtigt sind und deshalb die Teilhabe am Leben in der Gesellschaft eingeschränkt ist (§ 2 Abs. 1 SGB IX). Ein GdB wird über das Versorgungs- bzw. Integrationsamt beantragt. Eine Schwerbehinderung (GdB mind. 50) begründet besondere Rechte und kann zu Nachteilsausgleichen führen.

Anmerkungen: Mit Abschaffung des Berufsunfähigkeitsschutzes durch die Agenda 2010 in 2001 ist für nach 1961 geborene Versicherte („Bestandsschutz") eine BU nicht mehr über die gesetzliche Rentenversicherung, sondern nur noch privat zu versichern.

Arbeitsunfähigkeit

Psychische Erkrankungen gehen mit einem hohen Risiko für häufige und vor allem lang anhaltende Arbeitsunfähigkeit und Frühberentung aus Krankheitsgründen einher. So belegen psychische Erkrankungen mit ca. 14,5 % der Krankheitsfälle gegenwärtig Rang zwei der wichtigsten für Arbeitsunfähigkeit verantwortlichen Krankheitsarten (nach Erkrankungen des Muskel-Skelett-Systems). Im Rahmen der ambulanten Erstbehandlung, in der Regel durch den Hausarzt, steht zumeist eine Entlastung durch Krankschreibung im Vordergrund, ausgehend von der Vorstellung, beruflicher Überlastung durch Distanz vom Arbeitsplatz und Erholung begegnen zu können. Führt dies nicht zu hinreichendem Erfolg, so resultierten oft monatelange Krankschreibungen, die dann ihrerseits zu einer Verschärfung der Problematik beitragen können (zur Bedeutung gesundheitsförderlicher Funktionen der Arbeit, vgl. Kapitel 4.3.1).

Beurteilung der Arbeitsfähigkeit auf Basis von Fähigkeitsstörungen

In der Beurteilung der Arbeitsfähigkeit bei psychischen Erkrankungen ist hierbei die Unterscheidung von Symptomatik und damit verbundenen Fähigkeitsstörungen von besonderer Bedeutung: Erfüllt beispielsweise ein Patient die Kriterien einer psychischen Störung (etwa eine mittelgradige depressive Episode), bedingt dies nicht automatisch Arbeitsunfähigkeit und Krankschreibung. Entscheidend ist, inwieweit mit der Störung beruflich relevante Fähigkeitsstörungen, z. B. der emotionalen Belastbarkeit, der Steuerungsfähigkeit und des Konzentrationsvermögens, einhergehen. Umgekehrt kann gerade der Erhalt einer durch den Beruf gegebenen Tagesstruktur und Aufmerksamkeitslenkung auf eine sinnstiftende Tätigkeit zur Stabilisierung von Affekt, Antrieb und Selbstwerterleben von zentraler Bedeutung sein. Eine solche stabilisierende Funktion der Arbeit, im Unterschied zu einer Entlastung von beruflichen Belastungen durch Krankschreibung, gilt es angesichts des Einzelfalles abzuwägen. Zentrale Kriterien der Begutachtung, etwa in der Frage der „Zumutbarkeit", sind keine festen Größen sondern sind in Abhängigkeit von der konkreten Tätigkeit und dem sozialen Kontext zu bewerten.

Unterstützungsinstrumente und Nachteilsausgleiche

Wenn bei einem Patienten eine mit relevanten Einschränkungen der psychischen Belastbarkeit einhergehende schwere und chronifizierte psychische Störung vorliegt, dann ist abzuklären, welche der zur Verfügung stehenden sozialtherapeutischen Unterstützungsinstrumente angemessen sind. Das Spektrum reicht von der Arbeitszeitreduzierung über die Arbeitsplatzveränderung (Umsetzung, Arbeitsplatzausstattung) bis hin zur Berentung aus Krankheitsgründen. Tabelle 9 gibt eine Übersicht über entsprechende Optionen, auch im Sinne eines Nachteilsausgleichs für psychisch Erkrankte.

Institutionelle Unterstützungsangebote

Bei bestehender Arbeitslosigkeit sollten die gesundheitlichen Einschränkungen eines Patienten dem Arbeitsvermittler dargelegt werden, so dass ggf. die Reha-Abteilung der Arbeitsagentur eingeschaltet und gezielt aktiv werden kann. So besteht ggf. die Möglichkeit, durch Leistungen an potenzielle Arbeitgeber eine Festanstellung des Betroffenen zu fördern. Leistun-

Tabelle 9: Arbeits- und sozialrechtliche Unterstützungsangebote

Arbeitszeitreduzierung	Arbeitsplatzveränderung	Berentung
– (stufenweise) Wiedereingliederung am bisherigen Arbeitsplatz	– Berufliche Neuorientierung	– Erwerbsminderungsrente (Erwerbsfähigkeit <3 Std./Tag)
– Teilzeit	– Umschulung, Leistungen zur Teilhabe	– Teilrente (Erwerbsfähigkeit 3 bis 6 Std./Tag)
– Flexible Arbeitszeitmodelle	– Versetzung – Angepasste Ausstattung des Arbeitsplatzes	

gen und Maßnahmen dieser Art werden im Beratungsprozess mit dem Betroffenen geklärt. Für Personen, die einen anerkannten Grad der Behinderung (GdB) haben, steht *das Integrationsamt/der Integrationsfachdienst* beratend und begleitend zur Verfügung. Auch bei Patienten, die über einen festen Arbeitsplatz verfügen, steht im Konfliktfall, z. B. in Fragen der Gestaltung bzw. Sicherung eines bestehenden Arbeitsplatzes, der Integrationsfachdienst als Ansprechpartner für Betroffene wie auch für den Arbeitgeber zur Verfügung. Bei Fragen zur medizinischen und beruflichen Rehabilitation und Berentung kann an die örtlichen Beratungsstellen der *Deutschen Rentenversicherung Bund* verwiesen werden. *Sozialpsychiatrische Dienste* bieten kostenlose Beratungs- und Unterstützungsangebote für psychisch Kranke und deren Angehörige an. Hier erhält man auch eine Orientierungshilfe über bestehende regionale Unterstützungsangebote wie z. B. Ämterlotsen oder Zuverdienstprojekte.

Stufenweise berufliche Wiedereingliederungsmaßnahmen. Eine stufenweise berufliche Wiedereingliederung bietet sich an, wenn Erkrankte zuvor längerfristig arbeitsunfähig waren. Eine entsprechende Maßnahme kann sowohl im Anschluss an stationäre Behandlungen als auch im Rahmen ambulanter Behandlungen eingeleitet werden. Entscheidend ist, das deutlich über die momentane Belastungsreduktion hinausgehende therapeutische Potenzial von Wiedereingliederungsmaßnahmen zu nutzen (z. B. Förderung einer realistischen Selbsteinschätzung, Verhaltenserprobung, Abbau sozialen Rückzugsverhaltens, Wiederherstellung von Erfolgserleben etc.). Leider sind häufig noch Defizite in der Abstimmung der Beteiligten (Vorgesetzter, Arbeitsmediziner, Therapeut u. a.) festzustellen.

Durchführung von stufenweisen Wiedereingliederungsmaßnahmen

Für die praktische Durchführung stufenweiser Wiedereingliederungen ist die Art des Beschäftigungsverhältnisses und der Versicherungsstatus entscheidend: (a) über die gesetzliche Krankenversicherung, (b) über die private Krankenversicherung, (c) über die Deutsche Rentenversicherung Bund oder (d) über die Rekonvaleszenzregelung für Beamte. Den verschiedenen

Modellen ist gemeinsam, dass in Zusammenarbeit mit dem Arzt/Therapeuten ein Stufenplan zu entwickeln und das Einverständnis des Arbeitgebers einzuholen ist:

(a) *Über die gesetzliche Krankenversicherung.* Auf einem von den gesetzlichen Krankenversicherungen zu beziehenden Formular (für Vertragsärzte) ist ein tabellarischer Ablaufplan zu erstellen. Hiermit nimmt der Betroffene Kontakt mit dem Arbeitgeber auf, der sein Einverständnis mit dem Wiedereingliederungsplan erklären muss. Da für die Dauer der stufenweisen Wiedereingliederungsmaßnahme Arbeitsunfähigkeit fortbesteht, ist auf einen ausreichenden Versicherungsanspruch für Krankengeld zu achten. Ein solcher Anspruch besteht für 78 Wochen innerhalb eines 3-Jahres-Zeitraums: Der Versicherte erhält eine verbindliche Auskunft über seinen noch bestehenden Anspruch direkt bei seiner Krankenkasse. Mit der Empfehlung einer stufenweisen Wiedereingliederungsmaßnahme, z. B. im Anschluss an einen stationären Krankenhausaufenthalt, ist die Empfehlung zu fortgesetzter Arbeitsunfähigkeit für die Dauer der Wiedereingliederungsmaßnahme verbunden.

(b) *Über die private Krankenversicherung.* Ein Versicherungsanspruch auf die Unterstützung einer stufenweisen beruflichen Wiedereingliederungsmaßnahme ist vom Versicherten direkt mit seiner Krankenkasse zu klären, da dieser Anspruch vom individuellen Versicherungsvertrag abhängig ist. Bei Zustimmung der privaten Krankenversicherung ist ein Vorgehen überwiegend analog zu (a) üblich. Andernfalls erfährt der Versicherte bei seiner Krankenkasse die erforderliche Vorgehensweise.

(c) *Über die Deutsche Rentenversicherung Bund.* Im Anschluss an eine Rehabilitationsmaßnahme ist eine stufenweise Wiedereingliederung am Arbeitsplatz möglich, sofern weiterhin Arbeitsunfähigkeit besteht. Dabei ist auf einen Beginn mit der Maßnahme innerhalb von 4 Wochen im Anschluss an die medizinische Rehabilitationsmaßnahme zu achten.

(d) *Über die Rekonvaleszenzregelung für Beamte.* Für Beamte besteht im Regelfall die Möglichkeit einer stufenweisen beruflichen Wiedereingliederungsmaßnahme auf Basis der Rekonvaleszenzregelung für Beamte. Da die konkreten Bedingungen hierfür abweichen können, sollten diese vorab durch den Betroffenen über seine Dienststelle geklärt werden. Durch ein Attest des behandelnden Arztes sollte neben der Schwere der Erkrankung und dem erhöhten Rückfallrisiko auch eine positive Prognose bei Durchführung der Wiedereingliederungsmaßnahme begründet werden. Dieses Attest wird im Regelfall durch den Betroffenen selbst in Verbindung mit einem formlosen Antrag an seinen Arbeitgeber/seine Dienststelle weitergeleitet. Hierbei sollte der Betroffene klären, ob für die Dauer der Wiedereingliederungsmaßnahme formal eine Arbeitsunfähigkeit fortzuführen ist oder ob ein Status von Arbeitsfähigkeit/Dienstfähigkeit erforderlich ist (erfahrungsgemäß werden beide Regelungen praktiziert). Analog zu den Modellen (a) bis (c) ist das Einverständnis des Arbeitgebers erforderlich. Aufgrund der für

Beamte auch bei Arbeits- bzw. Dienstunfähigkeit fortbestehenden vollen Bezüge ist hierbei kein Einbezug der Krankenkassen erforderlich.

Zur Durchführung stufenweiser beruflicher Wiedereingliederungsmaßnahmen ist zu empfehlen:

- *Dauer der stufenweisen Wiedereingliederungsmaßnahme.* Abhängig von der Schwere der Erkrankung und spezifischen Belastungsfaktoren im Beruf ist eine Dauer von ca. 6 bis12 Wochen üblich. Häufig wird ein halbschichtiger Beginn empfohlen. In ein bis zwei Stufen wird dann die tägliche Arbeitszeit bis zur wieder vollschichtigen Arbeitsfähigkeit gesteigert.
- *Ambulante therapeutische Begleitung der Wiedereingliederungsmaßnahme.* Im Rahmen einer fortlaufenden ambulanten Behandlung sollten individuelle Transferziele formuliert werden und Erfahrungen, z. B. im Umgang mit möglichem Überforderungserleben und der Erprobung bzw. Verbesserung der beruflichen Leistungsfähigkeit, sowie im Umgang mit relevanten interaktionellen Konflikten mit Kollegen und Vorgesetzten, im Verlauf der Maßnahme thematisiert werden.

Für weiterführende Informationen sei auf Empfehlungen der Bundesarbeitsgemeinschaft für Rehabilitation (2008) verwiesen.

Bislang liegen nur wenige belastbare Studienergebnisse zu Wirksamkeit und Nutzen stufenweiser Wiedereingliederungsmaßnahmen vor. Befunde zu stufenweisen Wiedereingliederungsmaßnahmen im Rahmen der Deutschen Rentenversicherung Bund legen jedoch nahe, dass diese vor allem für Patienten mit psychischen Erkrankungen und ausgeprägten beruflichen Risikofaktoren, wie z. B. längeren Arbeitsunfähigkeitszeiten (3 bis 6 Monate), erfolgreich sind.

4.10 Umgang mit Schwierigkeiten in der Therapie

Verwendung des Burnout-Begriffs

Umgang mit dem Begriff Burnout im Rahmen der Therapie. Wie in Kapitel 1 dargestellt, besteht keine ausreichende wissenschaftliche Grundlage zur Verwendung des Begriffes Burnout als Diagnose im Sinne der ICD-10. Dennoch ist der Begriff unter Therapeuten wie auch Betroffenen weit verbreitet. Viele Betroffene erleben die Verwendung des Begriffs Burnout in der Kommunikation mit ihrem privaten und beruflichen Umfeld als hilfreich. Wissenschaftlich fundierten Diagnosen verpflichtete Therapeuten sollten jedoch von der Verwendung des Begriffs Burnout als Diagnose absehen. Stattdessen kann die eigene Verwendung des Begriffs Burnout als verbreitetes Phänomen der Arbeitswelt, als subjektives Erklärungsmodell für Überlastung und Risikofaktor für die Entwicklung einer psychischen Störung, begründet werden. Nicht selten entwickeln Patienten im Verlauf ihrer Behandlung selbst eine kritische Haltung gegenüber dem Begriff Burnout. Hierdurch lernen Betroffene die unter Beteiligung beruflicher Überlastung entwickelte Symptomatik zu akzeptieren und zwischen (beeinflussbaren) stressverschärfenden eigenen Gedanken und Verhaltensweisen und (nicht unmittelbar beeinflussbaren) äußeren Belastungsfaktoren zu unterscheiden.

Fokussierung auf veränderbare Belastungsfaktoren

Einengung auf externe berufliche Belastungsfaktoren. Zu Behandlungsbeginn besteht auf Patientenseite häufig eine Einengung auf externe, d. h. nicht im individuellen oder therapeutischen Einflussbereich liegende Belastungsfaktoren, wie z. B. Personalmangel, wirtschaftlicher Druck, Verdichtung von Arbeitsabläufen oder Führungsprobleme. Wie in Kapitel 4.3 beschrieben, bildet die Fokussierung auf individuelle Ansatzpunkte der Entschärfung beruflichen Überlastungserlebens einen Kernbestandteil berufsbezogener Interventionen. Hierzu hat sich die Unterscheidung beruflicher Belastungsebenen anhand ihrer Beeinflussbarkeit bewährt (individuelle, betriebliche und gesellschaftliche Ebene, vgl. Kapitel 4.3.2). Auf Grundlage dieser Struktur sollten zu Beginn der Behandlung alle aus Patientensicht relevanten Belastungsfaktoren wertschätzend aufgegriffen und validiert werden (vgl. Behandlungsprinzipien, vgl. Kapitel 4.2). Da jedoch eine anhaltende Einengung auf externe Belastungsfaktoren im Rahmen des psychotherapeutischen Ansatzes Gefahr läuft, seitens Patienten wie auch Therapeuten das Erleben von Hilflosigkeit, Hoffnungslosigkeit und Resignation zu verstärken, sollte die Aufmerksamkeit behutsam auf Ansatzpunkte mit hoher persönlicher Veränderungswahrscheinlichkeit (d. h. die individuelle Ebene) gelenkt werden.

Veränderungsmotivation nicht Voraussetzung sondern Ziel der Behandlung

Motivation zur Veränderung individuellen Bewältigungsverhaltens. Oft mit einer Einengung auf externe Belastungsfaktoren einhergehend ist eine Motivation zur Bearbeitung des persönlichen Bewältigungsverhaltens nicht als selbstverständlich vorauszusetzen. Zur Motivationsförderung hat sich die Bearbeitung psychosozialer Funktionen von Arbeit (z. B. Tagesstrukturierung, soziale Kontakte, Sinnstiftung, vgl. Kapitel 4.3.1) bewährt, welche im Sinne der Wiederherstellung gesundheitsförderlicher Funktionen von Arbeit die Formulierung positiver Veränderungsziele erlaubt. Die psychotherapeutische Erfahrung in der Bearbeitung habituellen Problemverhaltens und dysfunktionaler Schemata (z. B. in der Behandlung chronischer Depressivität) zeigt, dass diese Verhaltensgewohnheiten alle Lebensbereiche betreffen können, in der Regel über die Lerngeschichte stabilisiert sind, ausgesprochen rigide sein können und weiterführende psychotherapeutische Bearbeitung erfordern können.

Funktionalität der Symptomatik

Funktionalität beruflichen Überengagements. Anhaltender beruflicher Stress kann die direkte Bearbeitung der Funktionalität der Symptomatik notwendig machen. Häufige Beispiele für Funktionalität beruflichen Überengagements:

- Stabilisierung des Selbstwertes über Leistung,
- Vermeidung sozialer Konflikte („Insecure Overachiever"),
- Vermeidung negativer Emotionen, z. B. in Verbindung mit innerer Leere, Einsamkeit, sozialer Isolation und privater Perspektivlosigkeit,
- Reduktion von überstarken Sorgen um die finanzielle Absicherung, Regulation von Existenzängsten
- Erfahrungen von Sicherheit und Kontrolle im Rahmen beruflicher Erfolge,
- Abgrenzung und Schutz vor Überforderung durch die Demonstration von Überlastung,
- Vermeidung von Verantwortungsübernahme für das eigene Wohlbefinden.

Rentenwunsch

Ambivalenz bezüglich Rückkehr an den Arbeitsplatz. Wie in Kapitel 3.3 beschrieben, ist insbesondere bei Vorliegen von Depressivität und generalisierten Ängsten von Patienten nahe dem Berentungsalter eine Ambivalenz bezüglich der Rückkehr an den Arbeitsplatz sehr häufig. Therapeuten laufen hierbei Gefahr, dieses vorschnell als „Rentenwunsch" zu bewerten und sich von Hoffnungslosigkeit „anstecken" zu lassen, was das gemeinsame Engagement um die Wiederherstellung der Arbeitsfähigkeit beeinträchtigen kann. Oft ist hingegen hilfreicher, eine solche Ambivalenz im Rahmen negativer Bewertung von sich selbst, der eigenen Vergangenheit und der eigenen Zukunft (vgl. depressive Triade nach Beck) bzw. als angstbedingtes Vermeidungsverhalten (vgl. Konzept der Arbeitsplatzphobie) zu begreifen. Entsprechend hat es sich in diesem Zusammenhang bewährt, bezüglich der Rückkehr an den bisherigen Arbeitsplatz ambivalente Patienten in berufsbezogene Interventionen einzubeziehen. Jedoch zeigt die Erfahrung, dass Patienten mit festem Entschluss zu einem Rentenantrag (insbesondere bei bereits gestelltem Rentenantrag) durch die beschriebenen berufsbezogenen Interventionen häufig nicht mehr erreicht werden können.

Beeinträchtigung der therapeutische Beziehung

Überlappung von Gutachter- und Therapeutenrolle. Die medizinisch-psychiatrische ebenso wie auch die psychotherapeutische Arbeit im Rahmen von stationärer Rehabilitation und Akutbehandlung bedingt oftmals eine Überlappung von gutachterlicher und therapeutischer Rolle, spätestens durch die Einschätzung der Arbeitsfähigkeit bei Entlassung aus der stationären Therapie (vgl. Kapitel 4.9). Aus gutem Grund schließt die psychotherapeutische Behandlung eine weiterführende Begutachtung (z. B. im Rahmen einer BU-Begutachtung) aus. Zur Sicherstellung zentraler Wirkfaktoren von Psychotherapie ist die Herstellung einer förderlichen therapeutischen Beziehung von vorrangiger Bedeutung (vgl. Kapitel 4.2). Sollte kein Einvernehmen in der abschließenden Beurteilung der Arbeitsfähigkeit herstellbar sein, so besteht die Möglichkeit, im Rahmen des Entlassungsberichts (sozialmedizinische Epikrise) die voneinander abweichende Einschätzung von Patient und Therapeuten zu beschreiben.

Objektiv widrige Arbeitsplatzbedingungen. Einflussmöglichkeiten psychotherapeutischer Interventionen auf berufliches Überlastungserleben sollten ausgeschöpft, aber auch nicht überschätzt werden. Es ist nicht Aufgabe von Psychotherapie, Fehlentwicklungen in der Arbeitswelt (z. B. personelle Unterbesetzung, Verdichtung von Arbeitsabläufen) zu kompensieren. Liegen Hinweise auf objektivierbar gesundheitsgefährdende Arbeitsplatzbedingungen und eine anhaltende Überforderung des Betroffenen vor (z. B. bei Schichtarbeit vor dem Hintergrund einer manisch-depressiven Grunderkrankung), so sind entsprechende Unterstützungsinstrumente und Nachteilsausgleiche (z. B. Ansprüche im Rahmen eines Grades der Behinderung) einzuleiten (vgl. Kapitel 4.9) sowie betriebsinterne Versetzung bzw. Arbeitsplatzwechsel zu thematisieren.

Gesundheitsgefährdende Arbeitsplatzbedingungen

Ausgeprägte soziale Konflikte am Arbeitsplatz. Ausgeprägte soziale Konflikte am Arbeitsplatz bis hin zu Mobbing (vgl. Tab. 6, S. 60) bilden Stressoren, die mit höchstem Belastungserleben einhergehen. Weniger eskalierte Konflikte können durch die Förderung sozialer Fertigkeiten beeinflussbar sein (vgl. Kapitel 4.7.1). Mit zunehmender Eskalation und Chronifizierung des Konflikts sind arbeitsrechtliche Schritte bis hin zu Möglichkeiten zur Trennung der Konfliktparteien zu berücksichtigen. Aus Gründen des Umfangs konnte im Rahmen dieses Behandlungsleitfadens der Umgang mit Mobbing nicht weiter ausgeführt werden, für weiterführende psychotherapeutische Möglichkeiten siehe Schwickerath (2005) bzw. Schwickerath und Zapf (2010). Es ist anzunehmen, dass ausgeprägte soziale Konflikte am Arbeitsplatz neben der Wiedereingliederungsperspektive auch die Prognose störungsspezifischer Behandlung verschlechtern und für die Transfersicherung und Rückfallprophylaxe von Bedeutung sind.

Mobbing

Überlange Arbeitsunfähigkeitszeiten. Bei Vorliegen einer psychischen Erkrankung trägt eine lange Krankschreibung ohne fachgerechte Behandlung selten zur Genesung bei. Nach einer zu Behandlungsbeginn häufig erforderlichen Entlastung durch Krankschreibung läuft deren nicht selten überlange Dauer Gefahr z. B. eine depressive Symptomatik zu verstärken (Verlust von Tagesstruktur, sozialen Kontakten, beruflichem Kompetenz- und Erfolgserleben, vgl. psychosoziale Funktionen von Arbeit, Kapitel 4.3.1). Überlange Arbeitsunfähigkeitszeiten können die Selbstwirksamkeit und das Kompetenzerleben der Betroffenen schwächen, Erwartungsängste verstärken und das Risiko einer Frühberentung aus Krankheitsgründen erhöhen. Allgemein gilt: Je länger die Arbeitsunfähigkeit, umso schwieriger der berufliche Wiedereinstieg bzw. umso höher das Risiko eines dauerhaften Verlusts der Erwerbsfähigkeit. Neben bekannten Einflussmöglichkeiten in der Routineversorgung (z. B. der Krankschreibungspraxis und Wartezeiten auf psychotherapeutische Versorgung) sollten die in diesem Band dargestellten Möglichkeiten der berufsbezogenen Behandlung frühzeitig eingeleitet und Möglichkeiten z. B. der stufenweisen Wiedereingliederung (vgl. Kapitel 4.9) ausgeschöpft werden.

Lange Arbeitsunfähigkeitszeiten

Berufseinsteiger und Langzeitarbeitslose ohne Wiedereingliederungsperspektive. Die Mehrzahl der in diesem Band dargestellten Interventionen

Arbeitslosigkeit

erfordern einen Bezug auf reale Arbeitserfahrungen und sind dadurch nur in adaptierter Form zur Vorbereitung eines Berufseinstiegs geeignet. Darüber hinaus verlangt der beschriebene Behandlungsansatz, dass ein Bezug auf reale Arbeitsanforderungen (z. B. im Anschluss an eine stationäre Behandlung) möglich ist. Der Fokus der in diesem Band dargestellten Interventionen liegt auf der Vorbereitung des beruflichen Wiedereinstiegs. Daher sollten auf diese Weise behandelte Patienten über eine konkrete Perspektive zur Anwendung des Erlernten in der Arbeitsrealität verfügen. Die in diesem Band dargestellten Interventionen sind in dieser Form nicht zum Training von Langzeitarbeitslosen oder zur Begleitung eines Berufsausstiegs geeignet.

Unzureichende psychische Belastbarkeit

Schwere der psychischen Störung. Die Schwere der psychischen Störung (z. B. einer Depression, einer Zwangsstörung oder Essstörung) kann erfordern, dass zunächst störungsspezifische Ansätze im Vordergrund der Behandlung stehen (vgl. Ausschlusskriterien Kapitel 3.2). Berufsbezogene Interventionen können die indizierten störungsbezogenen Behandlungsschritte ergänzen, sie sollten diese jedoch nicht ersetzen. Bei schwergradiger psychischer Störung (z. B. einer schwergradigen depressiven Episode) hat sich bewährt, zunächst störungsspezifische Interventionen einzusetzen bevor die berufliche Situation in die Therapie mit einbezogen wird. Schwerergradig auf ihre Symptomatik eingeengte Patienten laufen Gefahr, berufsbezogene Interventionen als (zusätzliche) Überlastung zu erleben und mit Symptomverstärkung zu reagieren. Bei Hinweise darauf sollte die Bearbeitung der beruflichen Problematik ausgesetzt und zu einem späteren Zeitpunkt fortgesetzt werden.

4.11 Evidenz und Qualitätssicherung

Höchste Wirksamkeit kognitiv-behavioraler Stressinterventionen

Richardson und Rothstein (2008) analysierten in ihrer Metaanalyse 36 randomisiert-kontrollierte Studien zur Wirksamkeit von Interventionen der beruflichen Stressbewältigung. Die Mehrzahl der Trainings zielte auf eine Reduktion der individuellen Stresssymptome ab, wobei 20 % der Trainings auch Strategien zur Veränderung der Arbeitsbedingungen beinhalteten. Die Autoren unterschieden Trainings nach ihren Schwerpunkten in kognitiv-behaviorale, multimodale, organisationale und Entspannungstrainings sowie sonstige Trainings. Unter organisationalen Trainings wurden v. a. Gruppen zur Förderung der kollegialen sozialen Unterstützung zusammengefasst. Multimodale Trainings bestanden aus einer Mischform der übrigen Trainings. Die Trainings wurden überwiegend in einem Gruppensetting durchgeführt und erstreckten sich durchschnittlich über 7 Wochen.

Insgesamt belegt diese Studie die Wirksamkeit von Trainings der beruflichen Stressbewältigung. Kognitiv-behaviorale Trainings wiesen mit Abstand die höchste Wirksamkeit auf (d=1.2), wobei ein Erfolgsmaß gebildet wurde, in das unterschiedliche Stress- und Angstmaße ebenso einflossen wie die allgemeine psychische Gesundheit. Auch Entspannungstrainings erwiesen sich als wirksam (d=0.5), während durch multimodale (d=0.2) und organisationale Trainings schwache Effekte (d=0.1) erreicht wurden. Es zeigte sich zudem, dass Trainings, die nur eine oder zwei Trainingskomponenten hatten, wirksamer waren. Die Vertiefung weniger Inhalte war dem Breitbandvorgehen überlegen. Die größten Verbesserungen waren in Bezug auf die Reduktion von Stress und Angst zu beobachten. Hingegen waren Veränderungen in arbeitsplatzbezogenen Maßen (z. B. Arbeitszufriedenheit, Rollenkonflikte) kaum beobachtbar. Auf organisationaler Ebene zeigten einige Studien eine deutliche Steigerung der Produktivität, jedoch keine Effekte auf Absentismus. Positive Effekte ließen sich auch in physiologischen Erfolgsmaßen nachweisen (z. B. Blutdruck). Schließlich waren Trainings, die konzentriert innerhalb von vier Wochen durchgeführt wurden, solchen überlegen, die sich über einen längeren Zeitraum verteilten. Kaluza (1997) fand Hinweise auf eine höhere Wirksamkeit ab etwa zehn Behandlungseinheiten.

In der Metaanalyse von Martin, Sanderson und Cocker (2009) zeigten sich Interventionen zur beruflichen Stressbewältigung zudem als wirksam in Bezug auf die Reduktion von Depressivität und Angst.

Berufsbezogene Interventionen für klinische Zielgruppen

Für berufsbezogene Programme, die sich gezielt an Menschen mit diagnostizierten psychischen Störungen richten (vgl. Tab. 4., S. 40), fehlen vergleichbare Metaanalysen und Überblicksarbeiten. Für welche Störungsbilder, in welchem Ausmaß und in Bezug auf welche Erfolgsmaße ergänzende berufsbezogene Behandlungsinhalte erfolgreich sind, lässt sich daher gegenwärtig nicht sicher belegen. Im entsprechenden Cochrane Review wird daher mit Recht die stärkere Berücksichtigung der beruflichen Gesundheit als Erfolgsmaß in klinischen Studien gefordert (Nieuwenhuijsen et al., 2008). Mit Blick auf berufliche Erfolgsmaße beschränken sich Übersichtsarbeiten bislang auf die Rückkehr zur Arbeit (Return to Work), Absentismus oder Produktivität (vgl. Lagerveld et al., 2010). Da diese Kenngrößen jedoch in hohem Maße von gesellschaftlichen und betrieblichen Rahmenbedingungen abhängig sind (z. B. Arbeitsmarktlage, Betriebsklima, Wirtschaftslage), stellen sie zwar hoch relevante, aber nur indirekte Erfolgskriterien für berufliche Stressinterventionen dar.

Evidenz im Kontext von Psychotherapie

Im Bereich der Psychotherapie mangelt es an randomisiert-kontrollierten Studien, die gleichzeitig berufsbezogene Interventionen untersuchen und dabei berufliche Erfolgsmaße, z. B. berufliches Stresserleben und arbeitsbezogene Bewältigung, berücksichtigen. Dies hängt zum einem damit zusammen, dass störungsspezifische Therapien zumeist in Bezug auf die jeweilige Symptomatik untersucht werden. Zum anderen fehlt es an standardisierten Zielkriterien, welche einen Vergleich verschiedener berufsbezogener Evaluationen erlauben würden. Interventionen zur beruflichen Stressbewältigung wurden zumeist in präventiven Settings, d. h. außerhalb eines psychotherapeutischen Kontextes, untersucht. In stationären psychotherapeutischen Settings werden berufsbezogene (Gruppen-)Interventionen in der Regel zusätzlich zu einem umfassenden multimodalen Therapieangebot angeboten. Behandlungseffekte in Bezug auf die Arbeitsbewältigung erwiesen sich hierbei bis 12 Monate nach Abschluss der stationären Behandlung als relativ stabil (Koch, Geissner & Hillert, 2007). Allerdings erschwert dieses Setting die Durchführung kontrollierter Wirksamkeitsstudien.

Den wenigen kontrollierten Evaluationen zufolge werden diese Programme jedoch gut angenommen (z. B. Koch, Hedlund, Rosenthal & Hillert, 2006; vgl. auch Tab. 4, S. 40). Dies dürfte auch darauf zurückzuführen sein, dass die explizite Berücksichtigung beruflicher Probleme dem subjektiven Störungsmodell vieler Betroffener entspricht. Lehr, Sosnowsky und Hillert (2007) untersuchten die Wirksamkeit eines berufsbezogenen Stresstrainings als Ergänzung stationärer Psychotherapie. Stationäre Psychotherapie mit beruflicher Intervention war in Bezug auf berufliche Erfolgsmaße (z. B. berufliche Selbstwirksamkeit) wirksamer, jedoch zeigten sich keine Unterschiede in Bezug auf allgemeine Maße (z. B. allgemeine Selbstwirksamkeit).

Empfehlungen zur therapiebegleitenden Evaluation berufsbezogener Psychotherapie

Psychotherapeutische Angebote, die stärker chronischen beruflichen Stress adressieren, bedürfen einer fortlaufenden Evaluation und Qualitätssicherung. Neben der Indikationsstellung für berufsbezogene Interventionen und der Verlaufsdokumentation für den Einzelfall (vgl. Kapitel 3) dient dies der systematischen Qualitätsverbesserung der Interventionen sowie der Begleitforschung. Dabei sollten, stärker als bislang etabliert, neben störungsspezifischen Instrumenten auch berufsbezogene Erfolgsmaße berücksichtigt werden. Ein „Goldstandard" oder Konsens darüber, welche Merkmale dabei zu erfassen oder Instrumente dafür einzusetzen sind, existiert aktuell nicht. Bei der Auswahl von Indikatoren zur Evaluation und Qualitätssicherung berufsbezogener Interventionen ist die Erfassung folgender Merkmalsbereiche zu empfehlen:

Berufsbezogene Evaluations- und Qualitätskriterien

1. *Soziodemografische und berufsspezifische Basisdaten* (z. B. Alter, Geschlecht, berufliche Qualifikation, Art der Tätigkeit, zeitlicher Umfang der Arbeit, Verteilung von Arbeits- und Erholungszeiten über den Tag und die Woche).
2. *Arbeitsfähigkeit und sozialmedizinische Basisdaten* (z. B. Anzahl der Tage von Arbeitsunfähigkeit/Absentismus und geleistete Arbeitstage trotz Einschränkungen der Arbeitsfähigkeit/Präsentismus, Grad der Behinderung, gestellter oder beabsichtigter Rentenantrag, diagnostizierte Erkrankungen, abschließende sozialmedizinische Empfehlungen).

3. *Indikationskriterien.* Die Dokumentation der Indikationskriterien (vgl. Kap. 3.2) erlaubt die systematische Optimierung der Passung zwischen der beruflichen Problemkonstellation und den vorhandenen Angeboten.
4. *Stressbezogene Merkmale.* Diese beziehen sich auf arbeitsplatzbezogene Stressoren und Ressourcen, die individuelle Stressbewältigung sowie Stressreaktionen, wobei für letztere der Übergang zu den störungsspezifischen Maßen fließend sein kann.
5. *Störungsspezifische Erfolgsmaße und allgemeine Gesundheit,* den behandelten Diagnosegruppen entsprechend (z. B. depressive Symptombelastung, gesundheitsbezogene Lebensqualität).
6. *Behandlungszufriedenheit* (z. B. Zufriedenheit mit der berufsbezogenen Intervention und einzelnen Interventionsinhalten bzw. Zufriedenheit mit dem beruflichen Behandlungsergebnis).
7. *Versorgungsbezogene Merkmale* (z. B. Inanspruchnahme stufenweiser beruflicher Wiedereingliederungsmaßnahmen, ambulanter und stationärer Gesundheitsdienste und Rehabilitationsmaßnahmen, Nachteilsausgleiche und Frühberentungen aus Krankheitsgründen).

Erfassung stressbezogener Merkmale

Während in den meisten Versorgungseinrichtungen viele der genannten Merkmalsbereiche bereits standardmäßig erhoben werden, trifft dies auf die stressbezogenen Merkmale seltener zu. Aufgrund des Facettenreichtums von chronischem beruflichem Stress ist eine handhabbare Auswahl zentraler Aspekte zu treffen:

- *Arbeitsplatzsituation.* Die Erfassung der Arbeitsplatzsituation, z. B. mittels des „Fragebogens zur beruflichen Gratifikationskrise", erlaubt eine Einordnung des Hintergrundes, vor dem die Therapie stattfindet. Obwohl sich diese Merkmale per Definition auf die äußeren Arbeitsbedingungen beziehen, ist deren Erfassung auch im Rahmen der Psychotherapie sinnvoll. Zum einen reflektieren die Angaben die individuelle Wahrnehmung des Betroffenen. Zum anderen können positive Veränderungen deutlich machen, dass es gelungen ist, einer ungünstigen Umgebung besser auszuweichen, diese im Sinne des Job-Craftings positiv zu verändern oder in eine günstigere Umgebung zu wechseln.
- *Berufliche Ressourcen.* Eine zentrale Ressource ist die soziale Unterstützung am Arbeitsplatz, wobei die Kehrseite, d. h. soziale Konflikte mit Vorgesetzten, Kollegen oder Kunden, ebenfalls erfasst werden sollte. Dazu können z. B. die entsprechenden Skalen aus TICS, AVEM oder COPSOQ (vgl. Kap. 3.2) eingesetzt werden.
- *Berufliche Stressbewältigung.* Dieser Bereich bildet im weiteren Sinne die Kompetenzen ab, die im Rahmen eines Trainings zur beruflichen Stressbewältigung vermittelt werden. Entsprechend sollten diese Kompetenzen erfasst werden. Von Interesse sind zudem Merkmale, die sich berufsspezifisch und lebensbereichsübergreifend erfassen lassen, wie z. B. die berufliche und allgemeine Selbstwirksamkeit. Aufgrund der zentra-

len Bedeutung der gedanklichen Distanzierung von beruflichen Problemen wird empfohlen, dieses Merkmal standardmäßig zu erfassen. Dazu kann z. B. die entsprechende Skala aus dem AVEM, die Irritationsskala oder der ReaQ (vgl. Anhang, S. 107–108) genutzt werden.

- *Stressreaktionen.* Dieser Bereich umfasst körperliche, emotionale, kognitive und/oder verhaltensorientierte Stressreaktionen. Dabei können Erschöpfung-, Anspannungs- oder Überforderungszustände im Zentrum stehen. Der Fokus liegt auf den gesundheitlichen Beschwerden, sodass die Grenzen zu den Symptomen einer psychischen Störung fließend sein können. Bei den Item-Formulierungen sollten Ursachenzuschreibungen („wegen der Arbeit") möglichst vermieden werden. Zur Messung dieses Bereichs können z. B. Instrumente zum Burnout (vgl. Kap. 1) oder zu Stressreaktionen (vgl. Kap. 3.1) eingesetzt werden.

Evaluations-zeitpunkte

Bei der Erfassung der stressbezogenen Merkmale sind längere Arbeitsunfähigkeitszeiten oder auch die Abwesenheit von der Arbeit durch einen Klinikaufenthalt zu berücksichtigen. So sind z. B. soziale Stressoren am Arbeitsplatz am sinnvollsten zu einem Zeitpunkt zu erheben, an dem der Patient tatsächlich mit seinem Beruf konfrontiert ist. Dies ist z. B. bei Entlassung nach einem mehrwöchigen Klinikaufenthalt nicht gegeben. In diesem Fall sollten die stressrelevanten Merkmale frühestens vier Wochen nach Behandlungsende (bei sofortiger Wiederaufnahme der Arbeit) bzw. nach drei Monaten (d. h. nach Abschluss der üblicherweise auf bis zu zwölf Wochen angelegten stufenweisen Wiedereingliederungsmaßnahmen) erfolgen.

Bei der Erhebung stressrelevanter Merkmale ist die zeitliche und lebensbereichsspezifische Einbettung der Fragebogenitems in besonderer Weise zu berücksichtigen. Nicht alle Instrumente zur Messung von stressrelevanten Merkmalen sind vor dem Hintergrund der Therapieevaluation entwickelt worden. Dies zeigt sich u. a. in der Wahl des Zeithorizonts, für den die entsprechenden Items beantwortet werden sollen. Bis zum Vorliegen entsprechender Fragenbogen-Adaptionen erscheint daher ein pragmatisches Vorgehen sinnvoll, bei dem der Zeithorizont auf 1 bis 4 Wochen begrenzt wird. In keinem Fall sollte sich der Zeithorizont für Nachbefragung und Ersterhebung überschneiden. Schließlich sollte es für den Patienten klar erkennbar sein, auf welchen Lebensbereich sich ein Item bezieht. In einigen Instrumenten sind arbeitsspezifische neben lebensbereichsübergreifenden Formulierungen innerhalb einer Skala (z. B. Skala zum Umgang mit Misserfolgen im AVEM) zu finden. Bei einem pragmatischen Vorgehen zugunsten einer eindeutigen Interpretierbarkeit der Skalenwerte wird in der Instruktion der Bezugsrahmen (z. B. „Die folgenden Fragen beziehen sich auf Ihren Beruf") klar definiert.

Toolbox der BAuA

Neben den genannten Instrumenten bietet die Toolbox der „Bundesanstalt für Arbeitsschutz und Arbeitsmedizin" (BAuA) eine nützliche Übersicht über Instrumente zur Erfassung stressrelevanter Merkmale (vgl. Richter, 2010).

5 Fallbeispiel

Manfred G. (49 Jahre) ist leitender Angestellter einer großen deutschen Bank. Er ist verheiratet und hat zwei Kinder (13 und 15 Jahre). Bislang hatte er nie unter psychischen Beschwerden gelitten und nie Psychotherapie oder Psychopharmaka in Anspruch genommen. Die psychotherapeutische Behandlung suchte er auf Empfehlung seines Hausarztes auf, der bei ihm ein Burnout-Syndrom diagnostiziert hatte.

Symptomatik

Charakteristische unauffällige Vorgeschichte

Anlass der Behandlung war eine anhaltende körperliche und emotionale Erschöpfung. Bei der Arbeit konnte sich Herr G. kaum noch konzentrieren. Er erlebte sich als sehr vergesslich und hatte begonnen, an seiner geistigen Leitungsfähigkeit zu zweifeln. Angesichts dessen fürchtete er um die Existenzgrundlage seiner Familie. Zunehmend hatten sich Ein- und Durchschlafstörung eingestellt. Nachts wachte Herr G. schweißgebadet auf, morgens fühlte sich er „total gerädert". Die dabei in den Vordergrund rückenden Gedanken an seine berufliche Situation waren von anhaltender innerer Unruhe begleitet („Ich schaff´ das nicht mehr. Meine Arbeit wächst mir über den Kopf."). Bei der Arbeit wie auch daheim habe er „nur noch funktioniert". Seine Frau sorgte sich zudem um seinen deutlichen Rückzug aus Familie und Freundeskreis. Da sich Herr G. subjektiv weder traurig noch niedergeschlagen fühlte, konnte er sich mit der vom Psychotherapeuten gestellten Diagnose einer depressiven Episode nur schwer identifizieren. Er fühlte sich vielmehr genervt, leicht reizbar, „irgendwie dünnfellig" und ausgebrannt. Dies hatte daheim häufig zu Streit geführt, vor allem mit den Kindern. Er selbst wollte „einfach nur seine Ruhe haben" (zur „männlichen Depression" vgl. Möller-Leimkühler, 2009).

Berufliche Auslösesituation und bisherige Bewältigungsversuche

Herr G. führte seine Probleme vor allem darauf zurück, dass seine Arbeitsbelastung in den vergangenen Jahren stetig zugenommen hatte. Die Diagnose eines Burnout-Syndroms war für ihn damit unmittelbar einleuchtend.

Subjektives Krankheitsmodell

Als gelernter Bankkaufmann und Betriebswirt hatte ihm sein Beruf bislang zumeist Spaß bereitet und ihm zu viel Bestätigung verholfen. So berichtet Herr G., dass er sich bei der Arbeit „so richtig reingehängt" habe. Er qualifizierte sich berufsbegleitend weiter und war zuletzt auf mittlerer Füh-

Hohe Bedeutung der Arbeit, hohe Verausgabungsbereitschaft

Hohe Anforderungen, niedrige Kontrolle

rungsebene in der Zentrale seiner Bank tätig. Mit einer Beförderung war Personalverantwortung hinzugekommenen. In seinem Zuständigkeitsbereich (Kleinkredite für Privatkunden) war er zuletzt zunehmendem Druck ausgesetzt. Beispielsweise wurden kontinuierlich steigende Umsätze erwartet, was angesichts der wirtschaftlichen Entwicklungen insgesamt immer schwieriger zu erreichen war. Während seine Arbeitsmenge stetig zunahm, erlebte er seinen Handlungs- und Entscheidungsspielraum als immer eingeschränkter.

Verlust sozialer Unterstützung

Verlustspirale

Gleichzeitig distanzierte ihn seine Leitungsfunktion von früheren Kollegen, deren Gemeinschaft ihm früher sehr wichtig gewesen war. Anfangs versuchte er durch Überstunden, oft bis in den späten Abend, seine Ergebnisse zu sichern. Letztlich wurde er jedoch immer unzufriedener mit sich und seiner Arbeit. Je müder er sich fühlte, umso weniger konnte er sich zu angenehmen und erholsamen Aktivitäten aufraffen.

Dysfunktionales Erholungsverhalten

Gegenüber Kollegen und Mitarbeitern bemüht er sich, die immer höheren Vorgaben „von Oben“ zu vermitteln. Insgeheim begann er jedoch immer stärker an seiner Tätigkeit zu zweifeln: Immer häufiger sah er sich gezwungen, Kredite an Kunden zu verkaufen, deren Liquidität dafür offensichtlich nicht ausreichend war. Einerseits bereitete ihm dies ein schlechtes Gewissen. Andererseits stieg das letztlich von ihm zu verantwortende Risiko. Zusatzaufgaben nahm er abends mit nach Hause, auf Kosten von Familie und Freizeit.

Gratifikationskrise und Selbstwertbedrohung

Sozialmedizinische Situation

Schließlich wechselte der direkte Vorgesetzte. Der zwölf Jahre jüngere Chef war zuvor in einer großen Unternehmensberatung tätig gewesen. Herr G. erlebte ihn als „gewissenlosen Aufsteigertypen“. Er selbst hatte in einer Filiale seines heutigen Arbeitgebers „sein Handwerk noch von der Pike auf gelernt“ und tat sich schwer, den dynamisch auftretenden, in fachlichen Fragen weniger kompetenten Chef ernst zu nehmen. Die berufliche Situation eskalierte bei einem der täglichen, ihm atmosphärisch immer unerträglicheren Meetings. Herr G. hatte an mehreren Wochenenden ein außerplanmäßiges Projekt ausgearbeitet. Bei der Präsentation seiner Ausarbeitungen musste er erleben, wie seine Vorschläge vor dem Team vom Chef mit einer süffisanten Bemerkung lächerlich gemacht wurden („Vor zwanzig Jahren hätte man vielleicht über so etwas reden können. Heute gilt es, Probleme zu lösen und zukunftsweisend zu handeln“). Dies verschlug Herrn G. regelrecht die Sprache. Die Szene ging ihm die ganze Nacht lang nach. Am Morgen sah er sich nicht mehr in der Lage, zur Arbeit zu gehen. Zu Beginn der Behandlung war er deshalb bereits zwölf Wochen krankgeschrieben. Über seine schriftlichen Krankmeldungen hinaus bestand kein Kontakt mehr mit dem Arbeitgeber. Eine Rückkehr an den Arbeitsplatz konnte Herr G. sich unter diesen Voraussetzungen nicht vorstellen.

Verlust psychosozialer Funktionen von Arbeit

Die Tage daheim hatte er versucht, sich mit Haus und Garten zu beschäftigen. Mit seinem sozialen Rückzug, dem Verlust bestätigender Erfahrungen und sinnstiftender Beschäftigung ging ein Verlust der Tagesstruktur einher. Sein Ärger über die Entwicklung bei der Arbeit und seine Sorge um seine berufliche Zukunft verfolgte ihn den ganzen Tag, insbesondere aber abends und nachts, wenn keine Ablenkung vorhanden war. Die Beziehung zur seiner Frau sei zwar an sich sehr gut, aber über die beruflichen Sorgen könne er mit ihr nicht sprechen. Er wolle sie nicht zusätzlich belasten und zudem schäme sich für seine Schwierigkeiten, da er sich eigentlich als „Fels" der Familie sehe.

Gedankliche Distanzierung

Diagnose

Diagnostik nach ICD-10

Auf Grundlage seiner anhaltenden körperlichen und emotionalen Erschöpfung, der sozialen Distanzierung in allen Lebensbereichen und des Verlusts beruflicher Leistungsfähigkeit diagnostizierte der Hausarzt ein Burnout-Syndrom. Im BDI-2 erreichte Herr G. einen mittelgradig erhöhten Gesamtwert von 23. Im strukturierten klinischen Interview (IDCL-Checklisten nach Hiller) wurden die Kriterien einer mittelgradigen depressiven Episode (ICD-10 F32.1) erfüllt.

Therapieplanung

Hauptziel der Behandlung bildete die Linderung der depressiven Symptomatik und die Wiederherstellung der Alltags- und Arbeitsfähigkeit. Hierzu standen zunächst störungsspezifische Ansatzpunkte der Depressionsbewältigung (Sicherstellung von Tagesstruktur, Aktivierung und Wiederaufnahme positiver Ausgleichsaktivitäten, kognitive Interventionen) im Vordergrund, ergänzt um kognitiv-verhaltenstherapeutische Interventionen zur Verbesserung des Schlafes. Bei der Bearbeitung auslösender und aufrechterhaltender Faktoren der depressiven Symptomatik wurden zusätzlich berufsbezogene Behandlungselemente einbezogen:

Berufsbezogene Therapieziele

1. Erarbeitung eines auf die berufliche Auslösesituation bezogenen Erklärungs- und Veränderungsmodells (infernalisches Quartett),
2. Sensibilisierung für eigene Signale von Überlastung und Sicherstellung eines Grundverständnisses von Stress und Stressbewältigung (Entlastungsweg Achtsamkeit),
3. Bearbeitung stressverschärfender Kognitionen, Bewältigung der erhöhten Grübelneigung (Rumination) und Förderung der gedanklichen Distanzierungsfähigkeit (Entlastungsweg Denkbarkeit),
4. Stabilisierung des beruflichen Selbstwerterlebens, Klärung der beruflichen Perspektive, Bewältigung der auslösenden Kränkungssituation, Vorbereitung eines betrieblichen Wiedereingliederungsgesprächs (Entlastungsweg Möglichkeiten),
5. Wiederherstellung der Regenerationsfähigkeit (Entlastungsweg Erholung).

Behandlungsverlauf

Die Krankschreibung hatte Herrn G. zunächst von der auslösenden beruflichen Konfliktsituation entlastet. Die längerfristige Arbeitsunfähigkeit hatte im Verlauf jedoch den Verlust von Tagesstruktur und bestätigenden Erfahrungen sowie den Verlust sozialer Kontakte zur Folge und trug so zur Aufrechterhaltung der depressiven Symptomatik bei. Mithilfe störungsspezifischer Interventionen der Depressionsbewältigung konnte zunächst eine signifikante Verbesserung von Stimmung und Antrieb erreicht werden. Übergangsweise kam zu Beginn der Therapie eine schlafanstoßende Medikation (trizyklisches Antidepressivum) zum Einsatz, auf eine weitergehende antidepressive Medikation wurde verzichtet.

Im weiteren Verlauf kam es jedoch bei Konkretisierung seines beruflichen Wiedereinstiegs mehrfach zu Rückfällen in Depressivität und Überforderungserleben. So war Herrn G. zunächst unvorstellbar, sich dem auslösenden Konflikt mit dem Chef zu stellen. Seinen aktuellen Zustand bewertete er als persönliches Scheitern, seine langfristige Krankschreibung könne zudem von Kollegen als „Drückebergerei" gewertet werden. Daher meide er, aus dem Haus zu gehen, um diesen nicht begegnen zu müssen.

Einsatz berufsbezogener Behandlungselemente

Zu diesem kritischen Zeitpunkt der Behandlung erwies sich die Fokussierung auf die berufliche Problematik als unabdingbar. Zunächst standen psychoedukative Behandlungselemente im Vordergrund: So erlebte Herr G. die Erklärung der Einschränkungen seiner kognitiven Leistungsfähigkeit als Folge seiner erhöhter Anspannung als entlastend.

Außerdem erkannte er als realistisches Ziel, den natürlichen Wechsel von Belastung und Erholung wiederherzustellen. Bei der Wiederaufnahme von Erholungsaktivitäten mussten zunächst Gefühle von Angst und Scham bearbeitet werden, die im Zusammenhang mit der Vorstellung auftraten, er könne den Kollegen beispielsweise beim Spazierengehen begegnen.

Phasenmodell der Erholung

Zudem gelang es Herrn G., sich gerade während der Erholungsaktivitäten erfolgreicher von den beruflichen Problemen gedanklich zu distanzieren. Auch profitierte der Schlaf durch das Einführen der Stimuluskontrolle, wobei Herr G. negative, kreisende Gedanken konsequent aus dem Bett verbannte. Im Zuge der Schlafrestriktion in Kombination mit ausgewählten schlafhygienischen Regeln erlebt Herr G. einen zunehmenden Gewinn von Kontrolle über ein wichtiges gesundheitliches Problem. Mit der dabei gewonnenen Zuversicht konnte der Patient eine Perspektive entwickeln, sich nach zwischenzeitlich drohendem Verlust der Erwerbsfähigkeit auch dauerhaft wieder beruflichen Anforderungen stellen zu können.

Zur Entschärfung des auslösenden Konfliktes war wesentlich, dass Herr G. Einsicht in den Zusammenhang von seiner überhöhten Verausgabung und den überhöhten Erwartungen an externe Wertschätzung gewann. Auf das Ausbleiben der erhofften Gratifikation hatte er mit einem Verlust des Selbstwertgefühls und gekränktem Rückzugsverhalten reagiert. Anhand des Stressverschärfer-Tests wurde ein Zugang zu stressverstärkenden Gedanken und Überzeugungen möglich (z. B. „sich für Misserfolge verantwortlich machen", „sich keine Fehler erlauben dürfen", „nicht um Hilfe bitten dürfen"), mit direkten Bezügen zur kognitiven Therapie der depressiven Symptomatik.

Gratifikationskrise

Stressverschärfende Kognitionen

An dieser Stelle konnten Verbindungen zur individuellen Lerngeschichte des Patienten hergestellt werden: So erkannte Herr G. in seinem Verhalten den Einfluss seines ausgeprägt arbeitssamen und ihn primär für Leistungen verstärkenden Vaters. Als prägend beschrieb er, wie der Vater aus dessen Erfahrung mit Flucht, Vertreibung und der Zeit des Wiederaufbaus immer betont hatte: „Wenn du im Leben irgendwas erreichen willst, dann musst du es dir sehr hart erarbeiten."

Lerngeschichte

Vor diesem Hintergrund konnte Herr G. die Funktionalität seiner überhöhten Verausgabungsbereitschaft als Voraussetzung seiner beruflichen Erfolge, und die damit einhergehenden positive Verstärkung, nachvollziehen. Er entwickelte zunehmend den Entschluss, dies nicht weiter mit dem Verlust von Regeneration und positiven Ausgleichserfahrungen zu bezahlen.

Dem Beruf und damit selbstwertrelevanten Erfahrungen von Erfolg und Bestätigung kam dabei als primärer Selbstwertquelle eine zentrale Bedeutung zu. In einem Paargespräch mit der Ehefrau gelang es Herrn G., der Partnerin sein Verhalten unter Stress zu erklären und ihre Unterstützung beim Erkennen von Signalen von Überlastung sicherzustellen. Es gelang ihm zunehmend, sich gegenüber seiner Frau zu öffnen, was ihn entlastete. Dabei erlebt er, dass diese ihn für weit mehr Dinge schätzte und respektierte als seinen beruflichen Status. Darüber hinaus konnten verbindliche Ziele u. a. zur Einhaltung von Arbeitszeiten vereinbart werden. Die hierdurch ermöglichten gemeinsamen Erholungsaktivitäten sollten darüber hinaus zur Verbesserung der Partnerschaftsqualität beitragen.

Signale von Überlastung

Förderung des Regenerationsverhaltens

Die Vorbereitung der stufenweisen Wiedereingliederungsmaßnahme umfasste vor allem die Vorbereitung auf Kontakte mit Kollegen, auf deren absehbare Fragen zu seiner Ausfallzeit, und auf die ausstehende Klärung mit dem Vorgesetzten. Eine betriebsinterne Sozialberatung, die im betrieblichen Gesundheitsmanagement der Bank als Ansprechpartner fungierte, erleichterte die Einleitung der stufenweisen Wiedereingliederung.

Vorbereitung der beruflichen Wiedereingliederung

Behandlungsergebnis

Nach einer Phase ausgeprägter Ambivalenz bezüglich seiner Rückkehr in die bisherige Tätigkeit wurde es Herrn G. durch die gezielte Behandlung seiner beruflichen Problematik möglich, sich für die Wiederaufnahme seiner bisherigen Tätigkeit zu entscheiden und die dazu erforderlichen Schritte einzuleiten. Für die Zukunft strebt er eine andere, weniger durch den Druck zu stetiger Umsatzsteigerung dominierte berufliche Funktion an. Dies wurde ihm letztlich erst mithilfe verbesserter Fertigkeiten der Selbstwertschätzung und durch Zugang zu alternativen Selbstwertquellen (v.a. sportliche Aktivitäten), möglich. Herr G. bilanzierte seine Behandlung mit der Erkenntnis: „Soweit werde ich es auf keinen Fall mehr kommen lassen."

6 Weiterführende Literatur

Abteilung für Medizinische Psychologie, Medizinische Soziologie und Rehabilitationswissenschaften der Julius-Maximilians-Universität Würzburg (Hrsg.). (2009). *Arbeits- und berufsbezogenen Orientierung in der medizinischen Rehabilitation.* Zugriff am 10.04.2015. Verfügbar unter www.medizinisch-berufliche-orientierung.de

Hillert, A., Lehr, D., Koch, S., Bracht, M., Ueing, S. & Sosnowsky-Waschek, N. (2012). *Lehrergesundheit – AGIL. Das Präventionsprogramm für Arbeit und Gesundheit im Lehrerberuf* [Gruppentherapie-Manual]. Stuttgart: Schattauer.

Hillert, A., Lehr, D., Koch, S., Bracht, M., Ueing, S., Sosnowsky-Waschek, N. et al. (2014). *AGIL – Arbeit und Gesundheit im Lehrberuf: Die Module in praktischer Anwendung* [DVD]. Stuttgart: Schattauer.

Muschalla, B. & Linden, M. (2011). Sozialmedizinische Aspekte bei psychischen Erkrankungen. Teil 1: Definition, Epidemiologie, Kontextbedingungen und Leistungsbeurteilung. *Nervenarzt, 82,* 917–931.

Richter, G. (2010). *Toolbox: Instrumente zur Erfassung psychischer Belastungen. Toolbox 1.2.* Dortmund: Bundesanstalt für Arbeitsschutz und Arbeitsmedizin (BAuA). Zugriff am 18.09.2014. Verfügbar unter http://www.baua.de/de/Informationen-fuer-die-Praxis/Handlungshilfen-und-Praxisbeispiele/Toolbox/Toolbox.html

Semmer, N.K., Grebner, S. & Elfering, A. (2010). „Psychische Kosten" von Arbeit: Beanspruchung und Erholung, Leistung und Gesundheit. In U. Kleinbeck & K.H. Schmidt (Hrsg.), *Enzyklopädie der Psychologie. Arbeitspsychologie* (S. 325–370). Göttingen: Hogrefe.

Zapf, D. & Semmer, N.K. (2004). Stress und Gesundheit in Organisationen. In H. Schuler (Hrsg.), *Organisationspsychologie – Grundlagen und Personalpsychologie* (Enzyklopädie der Psychologie, Serie Wirtschafts-, Organisations- und Arbeitspsychologie, *Band 3,* S. 1007–1112). Göttingen: Hogrefe.

7 Literatur

Alexandridis, K. & Alexandridis, J. (2013). Stationäre Bewegungstherapie bei Burnout. *Bewegungstherapie und Gesundheitssport, 29,* 158–164. http://doi.org/10.1055/s-0033-1345468

Allmer, H. (1996). *Erholung und Gesundheit. Grundlagen, Ergebnisse und Maßnahmen.* Göttingen: Hogrefe.

Anisman, H. (2014). *An introduction to stress and health.* Los Angeles, CA: Sage Publications.

Awa, W. L., Plaumann, M. & Walter, U. (2010). Burnout prevention: A review of intervention programs. *Patient Education and Counseling, 78,* 184–190. http://doi.org/10.1016/j.pec.2009.04.008

Berger, M., Schneller, C. & Maier, W. (2012). Arbeit, psychische Erkrankungen und Burnout: Konzepte und Entwicklungen in der Diagnostik, Prävention und Therapie. *Nervenarzt, 83,* 1364–1372. http://doi.org/10.1007/s00115-012-3582-x

Berking, M. (2010). *Training emotionaler Kompetenzen. TEK – Schritt für Schritt.* Heidelberg: Springer. http://doi.org/10.1007/978-3-642-05230-9

Bundesarbeitsgemeinschaft für Rehabilitation (BAR). (2008). *Arbeitshilfe für die stufenweise Wiedereingliederung in den Arbeitsprozess* (Schriftenreihe der Bundesarbeitsgemeinschaft für Rehabilitation, Heft 8). Frankfurt a. M.: BAR.

Burisch, M. (2014). *Das Burnout-Syndrom. Theorie der inneren Erschöpfung.* Heidelberg: Springer. http://doi.org/10.1007/978-3-642-36255-2

Büssing, A. (2011). *Translation of Cohen's 10 item Perceived Stress Scale.* [Verfügbar über: www.psy.cmu.edu/~scohen/German_PSS_10.doc, Zugriff vom 01.05.2014]

Danhof-Pont, M. B., van Veen, T. & Zitman, F. G. (2011). Biomarkers in burnout: A systematic review. *Journal of Psychosomatic Research, 70,* 505–524. http://doi.org/10.1016/j.jpsychores.2010.10.012

Dilling, H. & Freyberger, H. J. (2010). *Taschenführer zur ICD-10 Klassifikation psychischer Störungen.* Bern: Huber.

Dörr, J. & Nater, U. (2013). Erschöpfungssyndrome – Eine Diskussion verschiedener Begriff, Definitionsansätze und klassifikatorischer Konzepte. *Psychotherapie, Psychosomatik, Medizinische Psychologie, 63,* 69–76. http://doi.org/10.1055/s-0032-1327706

Edelwich, J. & Brodsky, A. (1980). *Burn-Out. Stages of disillusionment in the helping professions.* New York: Human Sciences Press. (dt.: Ausgebrannt – Das Burn-Out-Syndrom in Sozialberufen. Salzburg: AVM-Verlag, 1984).

Edwards, J. R., Caplan, R. D. & Van Harrison, R. (1998). Person-environment fit theory: conceptual foundations, empirical evidence, and directions for future research. In C. L. Cooper (Ed.), *Theories of organizational stress* (pp. 28–67). Oxford: Oxford University Press.

Ehrenberg, A. (2008). *Das erschöpfte Selbst. Depression und Gesellschaft in der Gegenwart.* Frankfurt: Suhrkamp.

Fiedler, R. G., Hanna, R., Hinrichs, J. & Heuft, G. (2010). *Förderung beruflicher Motivation. Ein Trainingsprogramm für die Rehabilitation.* Weinheim: Beltz.

Freudenberger, H. J. (1974). Staff Burn-Out. *Journal of Social Issues, 30,* 159–165. http://doi.org/10.1111/j.1540-4560.1974.tb00706.x

Freudenberger, H. J. & Richelson, G. (1980). *Burn-Out. The high costs of high achievement.* Garden City, N.Y.: Anchor Press.

Gaab, J. & Ehlert, U. (2005). *Chronische Erschöpfung und chronisches Erschöpfungssyndrom* (Fortschritte der Psychotherapie, Bd. 26). Bern: Hogrefe.

Hagemann, W. & Geuenich, K. (2009). *Burnout-Screening-Skalen (BOSS). Manual.* Göttingen: Hogrefe.

Hamann, J., Parchmann, A., Mendel, R., Bühner, M., Reichhart, T. & Kissling, W. (2013). Verständnis des Begriffs Burnout in Psychiatrie und Psychotherapie. *Nervenarzt, 84,* 838–843. http://doi.org/10.1007/s00115-013-3804-x

Hasselhorn, H.M. & Freude, G. (2007). *Der Work Ability Index – ein Leitfaden.* Bremerhaven: Wirtschaftsverlag NW Verlag für neue Wissenschaft.

Hautzinger, M., Joormann, J. & Keller, F. (2005). *Skala dysfunktionaler Einstellungen (DAS).* Göttingen: Hogrefe.

Heber, E., Ebert, D., Lehr, D., Nobis, S., Berking, M. & Riper, H. (2013). Efficacy and cost-effectiveness of a web-based and mobile stress-management intervention for employees: design of a randomized controlled trial. *BMC Public Health, 13,* 655. http://doi.org/10.1186/1471-2458-13-655

Hedlund, S. (2011). *Mit Stift und Stuhl. Illustrationen und Stuhlübungen für Psychotherapie, Beratung und Coaching.* Heidelberg: Springer. http://doi.org/10.1007/978-3-642-05064-0

Heitzmann, B., Helfert, S. & Schaarschmidt, U. (2008). *Fit für den Beruf. AVEM-gestütztes Patientenschulungsprogramm zur beruflichen Orientierung in der Rehabilitation.* Bern: Huber.

Hillert, A. & Bäcker, K. (2015). Burnout – Modebegriff oder Krankheitskonzept? Hintergründe und Daten aus dem „Stressmonitor"-Projekt. *JATROS, Neurologie und Psychiatrie, 2,* 15, 24–27.

Hillert, A. & Marwitz, M. (2006). *Die Burnout-Epidemie. Oder: Brennt die Leistungsgesellschaft aus?* München: Beck.

Hillert, A., Koch, S. & Hedlund, S. (2007). *Stressbewältigung am Arbeitsplatz. Ein stationäres Gruppenprogramm.* Göttingen: Vandenhoeck & Ruprecht. [Vergriffen, aber als E-Book erhältlich]

Hillert, A., Koch, S., Beutel, M.E., Holme, M., Knickenberg, R.J., Middeldorf, S. et al. (2007). Berufliche Belastungen und Indikationsstellung für ein berufsbezogenes Schulungsmodul in der medizinischen Rehabilitation: Bericht einer multizentrischen Evaluationsstudie. *Praxis Klinische Verhaltensmedizin und Rehabilitation, 77,* 147–154. [Manual verfügbar über das Forschungsportal der DRV Bund: www.forschung.deutsche-rentenversicherung.de]

Hillert, A., Lehr, D., Koch, S., Bracht, M., Ueing, S. & Sosnowsky-Waschek, N. (2012). *Lehrergesundheit – AGIL. Das Präventionsprogramm für Arbeit und Gesundheit im Lehrerberuf* [Gruppentherapie-Manual. Ergänzender Lehrfilm für Kursleiter erscheint 2014]. Stuttgart: Schattauer.

Hillert, A., Müller-Fahrnow, W. & Radoschewski, F.M. (2009). *Medizinisch-beruflich orientierte Rehabilitation.* Köln: Deutscher Ärzte Verlag.

Hobfoll, S.E. (2001). The influence of culture, community, and the nested-self in the stress process: Advancing Conservation of Resources theory. *Applied Psychology: An International Review, 50,* 337–370. http://doi.org/10.1111/1464-0597.00062

Kabat-Zinn, J. (2005). *Full catastrophe living: Using the wisdom of your body and mind to face stress, pain, and illness* (15th anniversary ed.). New York: Delta Trade Paperpack.

Kaluza, G. (1997). Evaluation von Stressbewältigungstrainings in der primären Prävention – eine Meta-Analyse (quasi-)experimenteller Feldstudien. *Zeitschrift für Gesundheitspsychologie, 5,* 149–169.

Kaluza, G. (2011). *Stressbewältigung. Trainingsmanual zur psychologischen Gesundheitsförderung.* Heidelberg: Springer. http://doi.org/10.1007/978-3-642-13720-4

Karasek, R. & Theorell, T. (1990). *Healthy work: Stress, productivity, and the reconstruction of working life.* New York: Basic Books.

Klages, U. (1989). *Fragebogen irrationaler Einstellungen (FIE).* Göttingen: Hogrefe.

Koch, S., Geissner, E. & Hillert, A. (2007). Berufliche Behandlungseffekte in der stationären Psychosomatik. Der Beitrag einer berufsbezogenen Gruppentherapie im Zwölf-Monats-Verlauf. *Zeitschrift für Psychiatrie, Psychologie und Psychotherapie, 55,* 97–109. http://doi.org/10.1024/1661-4747.55.2.97

Koch, S., Hedlund, S., Rosenthal, S. & Hillert, A. (2006). Stressbewältigung am Arbeitsplatz. Ein stationäres Gruppentherapieprogramm. *Verhaltenstherapie, 16,* 7–15. http://doi.org/10.1159/000091332

Korczak, D., Kister, C. & Huver, B. (2010). *Differentialdiagnostik des Burnout-Syndroms* (Schriftenreihe Health Technology Assessment (HTA) in der Bundesrepublik Deutschland, Bd. 105). Köln: Deutsches Institut für Medizinische Dokumentation und Information (DIMDI). Zugriff am 18.09.2014. Verfügbar unter http://portal.dimdi.de/de/hta/hta_berichte/hta278_bericht_de.pdf

Küch, D., Roßband, H., Morfeld, M. & Fischer, D. (2011). Evaluation des psychologischen Gruppenprogramms BUSKO (Beruf und Stresskompetenz) in der orthopädischen Rehabilitation – Ergebnisse der Katamnese nach 12 Monaten. *DRV-Schriften, 93,* 197–198.

Kury, P. (2012). *Der überforderte Mensch. Eine Wissensgeschichte vom Stress zum Burnout.* Frankfurt a. M.: Campus.

Lagerveld, S. E., Bültmann, U., Franche, R. L., van Dijk, F. J., Vlasveld, M. C., van der Feltz-Cornelis, C. M. et al. (2010). Factors associated with work participation and work functioning in depressed workers: a systematic review. *Journal of Occupational Rehabilitation, 20,* 275–292.

Lazarus, R. S. (1999). *Stress and emotion: A new synthesis.* New York: Springer.

Lehr, D. (2009). Berufliche Selbst-Wertschätzung – eine Erweiterung des Effort-Reward-Imbalance Modells durch internale Wertschätzung. In C. Korunka, E. Kirchler & H. Ulfers (Hrsg.), *Entscheidungen und Veränderungen in Arbeit, Organisation und Wirtschaft* (S. 113). Wien: Facults.

Lehr, D. (2015a). Recreation Experience and Activity Questionnaire (ReaQ). In S. Koch, D. Lehr & A. Hillert, *Burnout und chronischer beruflicher Stress* (S. 107–108). Göttingen: Hogrefe.

Lehr, D. (2015b). Stressbeschleuniger-Selbsttest. In S. Koch, D. Lehr & A. Hillert, *Burnout und chronischer beruflicher Stress* (S. 103–105). Göttingen: Hogrefe.

Lehr, D., Geraedts, A., Asplund, R. P., Khadjesari, Z., Heber, E., de Bloom, J. et al. (in press). Occupational e-Mental Health – current approaches and promising perspectives for promoting mental health in workers. In M. Wiencke, S. Fischer & M. Cacace (Eds.). *Healthy at work – Interdisziplinary perspectives.* Wiesbaden: Springer US.

Lehr, D., Heber, E. & Thiart, H. (2012). Regeneration als Ressource: Erholungsverhalten als Antwort auf berufliche Herausforderungen. *PADUA, 7,* 182–187. http://doi.org/10.1024/1861-6186/a000072

Lehr, D., Hillert, A. & Keller, S. (2009). What can balance the effort? *International Journal of Occupational and Environmental Health, 15,* 374–384.

Lehr, D., Koch, S. & Hillert, A. (2010). Where is (im)balance? Necessity and construction of evaluated cut-off points for effort-reward imbalance and overcommitment. *Journal of Occupational and Organisational Psychology, 83,* 251–261.

Lehr, D., Koch, S. & Hillert, A. (2013). Stress-Bewältigungs-Trainings: Das Präventionsprogramm AGIL „Arbeit und Gesundheit im Lehrerberuf“ als Beispiel eines Stress-Bewältigungs-Trainings für Lehrerinnen und Lehrer. In M. Rothland (Hrsg.), *Belastung und*

Beanspruchung im Lehrerberuf: Modelle, Befunde, Interventionen (S. 251–271). Wiesbaden: Springer VS.

Lehr, D., Sosnowsky, N. & Hillert, A. (2007). Stressbezogene Interventionen zur Prävention von psychischen Störungen im Lehrerberuf – AGIL „Arbeit und Gesundheit im Lehrerberuf" als Beispiel einer Intervention zur Verhaltensprävention. In M. Rothland (Hrsg.), *Belastung und Beanspruchung im Lehrerberuf. Modelle, Befunde, Interventionen* (S. 267–289). Wiesbaden: VS Verlag.

Löffler, S., Gerlich, C., Lukasczik, M., Wolf, H. D. & Neuderth, S. (2010). *Praxishandbuch Arbeits- und berufsbezogene Orientierung in der medizinischen Rehabilitation.* Berlin: Deutsche Rentenversicherung Bund.

Löffler, S., Wolf, H. D., Neuderth, S. & Vogel, H. (2009). Screening-Verfahren in der medizinischen Rehabilitation. In A. Hillert, W. Müller-Fahrnow & F. M. Radoschewski (Hrsg.), *Medizinisch-beruflich orientierte Rehabilitation* (S. 133–140). Köln: Deutscher Ärzte Verlag.

Lohmann-Haislah, A. (2012). *Stressreport Deutschland. Psychische Anforderungen, Ressourcen und Befinden.* Dortmund: Bundesanstalt für Arbeitsschutz und Arbeitsmedizin.

Martin, A., Sanderson, K. & Cocker, F. (2009). Meta-analysis of the effects of health promotion intervention in the work place on depression and anxiety symptoms. *Scandinavian Journal of Work, Environment & Health, 35,* 7–18. http://doi.org/10.5271/sjweh.1295

Maslach, C. & Leiter, M. P. (2008). Early predictors of job burnout and engagement. *Journal of Applied Psychology, 93,* 498–512. http://doi.org/10.1037/0021-9010.93.3.498

Maslach, C., Jackson, S. E. & Leiter, M. P. (1996). *Maslach Burnout Inventory Manual.* Palo Alto, CA: Consulting Psychologists Press.

Maslach, C. & Leiter, M. P. (2001). *Die Wahrheit über Burnout.* Wien: Springer. http://doi.org/10.1007/978-3-7091-6748-9

Metzner, M. S. (2013). *Achtsamkeit und Humor – Das Immunsystem des Geistes.* Stuttgart: Schattauer.

Mittag, O., Meyer, T., Glaser-Möller, N., Matthis, C. & Raspe, H. (2006). Vorhersage der Erwerbstätigkeit in einer Bevölkerungsstichprobe von 4.225 Versicherten der LVA über einen Prognosezeitraum von fünf Jahren mittels einer kurzen Skala (SPE-Skala). *Das Gesundheitswesen, 68,* 294–302.

Mohr, G., Rigotti, T. & Müller, A. (2007). *Irritations-Skala zur Erfassung arbeitsbezogener Beanspruchungsfolgen.* Göttingen: Hogrefe.

Möller-Leimkühler, A. M. (2009). Männer, Depression und „männliche Depression". *Fortschritte der Neurologie Psychiatrie, 77,* 412–422. http://doi.org/10.1055/s-2008-1038257

Muschalla, B. & Linden, M. (2011). Sozialmedizinische Aspekte bei psychischen Erkrankungen. Teil 1: Definition, Epidemiologie, Kontextbedingungen und Leistungsbeurteilung. *Nervenarzt, 82,* 917–931. http://doi.org/10.1007/s00115-011-3305-8

Muschalla, B. & Linden, M. (2013). *Arbeitsplatzbezogene Ängste und Arbeitsplatzphobie.* Stuttgart: Kohlhammer.

Nieuwenhuijsen, K., Bültmann, U., Neumeyer-Gromen, A., Verhoeven, A. C., Verbeek, J. H. & Feltz-Cornelis, C. M. (2008). Interventions to improve occupational health in depressed people. *Cochrane Database of Systematic Reviews, Issue 2.* Art. No.: CD006237.

Nilges, P., Korb, J. & Essau, H. (2012). *Der Depression-, Angst- und Stress-Score (DASS) in der Diagnostik von Schmerzpatienten.* [Verfügbar über: http://www.dgss.org/fileadmin/pdf/12_DSF_Manual_2012.2.pdf, Zugriff vom 01.05.2014].

Plassmann, R. & Färber, K. (1995). Rentenentwicklung bei psychosomatisch Kranken. *Die Rehabilitation, 34,* 23–27.

Plößl, I., Hammer, M. & Schelling, U. (2006). *ZERA Zusammenhang zwischen Erkrankung, Rehabilitation und Arbeit. Ein Gruppentrainingsprogramm zur Unterstützung der beruflichen Rehabilitation von Menschen mit psychischer Erkrankung* (3., bearb. Aufl.). Bonn: Psychologie-Verlag.

Rau, R. & Henkel, D. (2013). Zusammenhang von Arbeitsbelastungen und psychischen Erkrankungen. Review der Datenlage. *Nervenarzt, 84,* 791–798. http://doi.org/10.1007/s00115-013-3743-6

Richardson, K. M. & Rothstein, H. R. (2008). Effects of occupational stress management intervention programs: a meta-analysis. *Journal of Occupational Health Psychology, 13,* 69–93. http://doi.org/10.1037/1076-8998.13.1.69

Richter, G. (2010). *Toolbox: Instrumente zur Erfassung psychischer Belastungen. Toolbox 1.2. Dortmund: Bundesanstalt für Arbeitsschutz und Arbeitsmedizin (BAuA).* Zugriff am 18.09.2014. Verfügbar unter http://www.baua.de/de/Informationen-fuer-die-Praxis/Handlungshilfen-und-Praxisbeispiele/Toolbox/Toolbox.html

Richter, P., Hemmann, E., Merboth, H., Fritz, S., Hansgen, C. & Rudolf, M. (2000). Das Erleben von Arbeitsintensität und Tätigkeitsspielraum – Entwicklung und Validierung eines Fragebogens zur orientierenden Analyse (FIT). *Zeitschrift für Arbeits- und Organisationspsychologie, 44,* 129–139.

Rigotti, T., Schyns, B. & Mohr, G. (2008). A short version of the occupational self-efficacy scale: Structural and construct validity across five countries. *Journal of Career Assessment, 16,* 238–255. http://doi.org/10.1177/1069072707305763

Rödel, A., Siegrist, J., Hessel, A. & Brähler, E. (2004). Psychometrische Testung des Fragebogens zur Messung beruflicher Gratifikationskrisen an einer repräsentativen deutschen Stichprobe. *Zeitschrift für Differentielle und Diagnostische Psychologie, 25,* 227–238.

Rook, M. (1998). *Theorie und Empirie in der Burnout-Forschung: Eine wissenschaftstheoretische und inhaltliche Standortbestimmung.* Hamburg: Dr. Kovac.

Rosa, H. (2012). *Beschleunigung. Die Veränderung der Zeitstruktur in der Moderne.* Frankfurt a. M.: Suhrkamp.

Schaarschmidt, U. & Fischer, A. W. (2008). *AVEM – Arbeitsbezogenes Verhaltens- und Erlebensmuster. Handanweisung* (3. überarbeitete und erweiterte Aufl.). London: Pearson.

Schaufeli, W. B. & Enzmann, D. (1998). *The burnout companion to study and practice: A critical analysis.* London, UK: Taylor & Francis.

Schramm, E. & Berger, M. (2013). Interpersonelle Psychotherapie bei arbeitsstressbedingten depressiven Erkrankungen. *Nervenarzt, 84,* 813–822. http://doi.org/10.1007/s00115-013-3744-5

Schulz von Thun, F. (1998). *Das „Innere Team“ und situationsgerechte Kommunikation* (Miteinander reden, Bd. 3). Hamburg: rororo.

Schulz, P., Schlotz, W. & Becker, P. (2004). *TICS Trierer Inventar zum chronischen Stress. Manual.* Göttingen: Hogrefe.

Schuster, N., Haun, S. & Hiller, W. (2011). *Psychische Belastungen im Arbeitsalltag. Trainingsmanual zur Stärkung persönlicher Ressourcen.* Weinheim: Beltz.

Schwickerath, J. (2005). Mobbing am Arbeitsplatz. Grundlagen und stationäre Verhaltenstherapie psychosomatischer Erkrankungen bei Mobbing. *Praxis Klinische Verhaltensmedizin und Rehabilitation, 69,* 132–145.

Schwickerath, J. & Zapf, D. (2010). Rehabilitation and psychotherapy of victims of workplace bullying. In S. Einarsen, H. Hoel, D. Zapf & C. L. Cooper, (Eds.), *Bullying and harassment in the workplace: Developments in theory, research, and practice* (2nd ed., pp. 397–421). London, UK: Taylor & Francis.

Semmer, N.K., Grebner, S. & Elfering, A. (2010). „Psychische Kosten“ von Arbeit: Beanspruchung und Erholung, Leistung und Gesundheit. In U. Kleinbeck & K.H. Schmidt (Hrsg.), *Enzyklopädie der Psychologie. Arbeitspsychologie* (S. 325–370). Göttingen: Hogrefe.

Semmer, N.K. & Jacobshagen, N. (2003). Selbstwert und Wertschätzung als Themen der arbeitspsychologischen Stressforschung. In K.C. Hamborg & H. Holling (Hrsg.), *Innovative Personal- und Organisationsentwicklung* (S. 131–155). Göttingen: Hogrefe.

Semmer, N.K. & Zapf, D. (2004). Gesundheitsbezogene Interventionen in Organisationen. In H. Schuler (Hrsg.), *Organisationspsychologie – Gruppe und Organisation* (Enzyklopädie der Psychologie, Wirtschafts-, Organisations- und Arbeitspsychologie, Band 4, S. 773–843). Göttingen: Hogrefe.

Siegrist, J. (2002). Effort-reward imbalance at work and health. In P. Perrewe & D. Ganster (Eds.), *Historical and Current Perspectives on Stress and Health* (Research in Occupational Stress and Well Being, Vol. 2, pp. 261–291). New York: JAI Elsevier.

Siegrist, J. & Dragano, N. (2008). Psychosoziale Belastungen und Erkrankungsrisiken im Erwerbsleben. *Bundesgesundheitsblatt – Gesundheitsforschung – Gesundheitsschutz, 51,* 305–312. http://doi.org/10.1007/s00103-008-0461-5

Siegrist, J., Wege, N., Pühlhofer, F. & Wahrendorf, M. (2009). A short generic measure of work stress in the era of globalization: effort-reward imbalance. *International Archives of Occupational and Environmental Health, 82,* 1005–1013. http://doi.org/10.1007/s00420-008-0384-3

Sonnentag, S. & Fritz, C. (2010). Arbeit und Privatleben: das Verhältnis von Arbeit und Lebensbereichen außerhalb der Arbeit aus Sicht der Arbeitspsychologie. In U. Kleinbeck & K.H. Schmidt (Hrsg.), *Arbeitspsychologie* (Enzyklopädie der Psychologie, Wirtschafts-, Organisations- und Arbeitspsychologie, Bd. 1, S. 669–704). Göttingen: Hogrefe.

Stöber, J. (1995). *Frost Multidimensional Perfectionism Scale – Deutsch (FMPS-D).* Unveröffentlichtes Manuskript. Freie Universität Berlin, Institut für Psychologie.

Teismann, T., Hanning, S., Brachel, R. von & Willutzki, U. (2012). *Kognitive Verhaltenstherapie depressiven Grübelns.* Berlin: Springer. http://doi.org/10.1007/978-3-642-25229-7

Thiart, H., Lehr, D., Ebert, D., Berking, M. & Riper, H. (2015). Log in and breathe out: internet-based training for sleepless employees with work-related strain – results of a randomized trial. *Scandinavian Journal of Work and Environmental Health, 41* (2), 164–174.

Van Laethem, M., Beckers, D.G.J., Kompier, M.A.J., Dijksterhuis, A. & Geurts, S.A.E. (2013). Psychosocial work characteristics and sleep quality: a systematic review of longitudinal and intervention research. *Scandinavian Journal of Work, Environment & Health, 39,* 535–549.

Voderholzer, U. & Ehrig, C. (2014). *Der gute und erholsame Schlaf.* Bern: Huber.

Wieland, R. (2010). Gestaltung gesundheitsförderlicher Arbeitsbedingungen. In U. Kleinbeck & K.H. Schmidt (Hrsg.), *Arbeitspsychologie* (Enzyklopädie der Psychologie, Wirtschafts-, Organisations- und Arbeitspsychologie, Bd. 1, S. 869–919). Göttingen: Hogrefe.

Zapf, D. (1999). Mobbing in Organisationen – Überblick zum Stand der Forschung. *Zeitschrift für Arbeits- und Organisationspsychologie, 43,* 1–25. http://doi.org/10.1026//0932-4089.43.1.1

Zapf, D. & Semmer, N.K. (2004). Stress und Gesundheit in Organisationen. In H. Schuler (Hrsg.), *Organisationspsychologie – Grundlagen und Personalpsychologie* (Enzyklopädie der Psychologie, Serie Wirtschafts-, Organisations- und Arbeitspsychologie, Band 3, S. 1007–1112). Göttingen: Hogrefe.

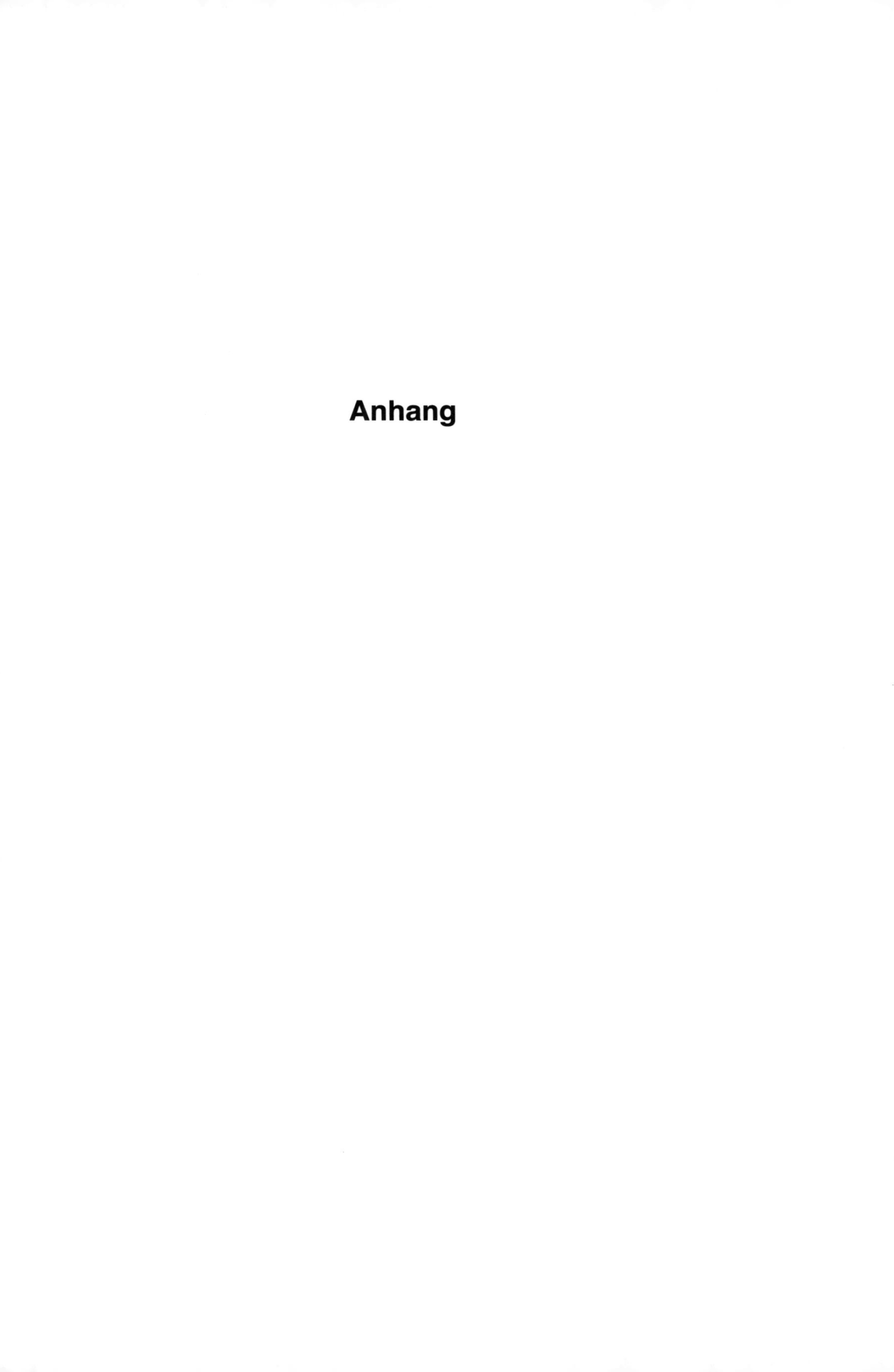

Anhang

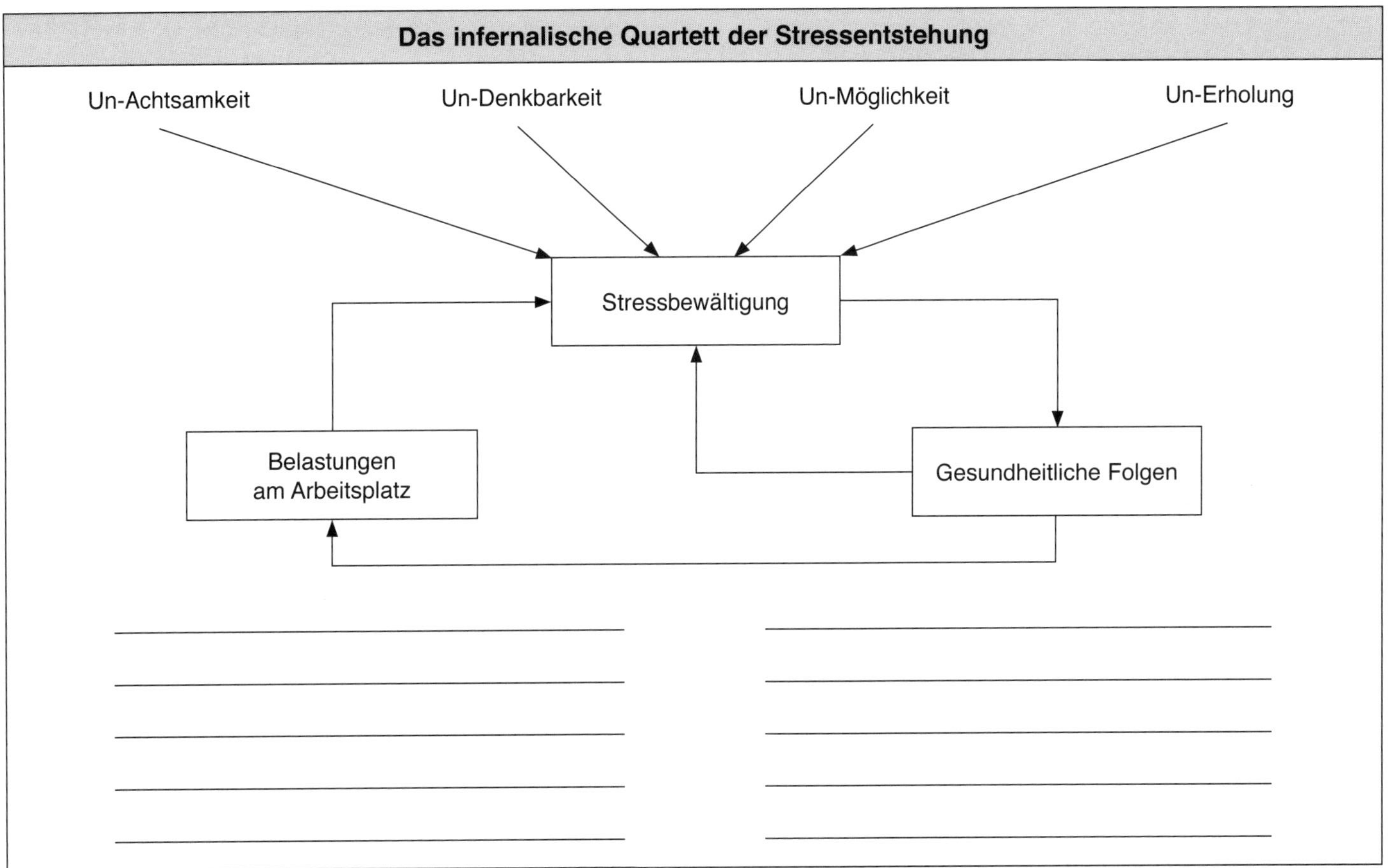
Das infernalische Quartett der Stressentstehung
Un-Achtsamkeit
Un-Denkbarkeit
Un-Möglichkeit
Un-Erholung
Stressbewältigung
Belastungen am Arbeitsplatz
Gesundheitliche Folgen

Die vier Entlastungswege

Achtsamkeit	Denkbarkeit	Möglichkeiten	Erholung

Der Stressbeschleuniger-Selbsttest[1]				
Stressbeschleuniger! Was ist das? *Stressbeschleuniger* sind wie innere Stimmen, die uns ständig antreiben, uns unter Druck setzen und Anspannung hervorrufen. In welchem Bereich liegen Ihre *Stressbeschleuniger?* Gibt es Gedanken und Einstellungen, die Ihren Stress verschlimmern?				
Gedanken dieser Art sind mir ...		**nicht vertraut**	**vertraut**	**sehr vertraut**
1.	Wenn ich Kollegen oder Vorgesetzte um Unterstützung bitte, dann ist das ein Zeichen von Schwäche.	0	1	2
2.	Ich erwarte von mir höhere Leistungen bei meinen täglichen Aufgaben, als die meisten anderen es von sich verlangen.	0	1	2
3.	Ich werde es nie schaffen, dieses Problem zu lösen.	0	1	2
4.	Wenn ich bei meiner Arbeit versage, dann bin ich als ganzer Mensch ein Versager.	0	1	2
5.	Etwas spontan ausprobieren zu müssen, wäre schrecklich, denn es könnte ein Reinfall werden.	0	1	2
6.	Ich mache mir gewöhnlich Vorwürfe, wenn die Dinge schiefgelaufen sind.	0	1	2
7.	Ich habe extrem hohe Ziele.	0	1	2
8.	Ich kann es nicht ertragen, andere Leute um Unterstützung zu bitten.	0	1	2
9.	Ich vermeide es lieber, Dinge auszuprobieren, wenn ich mir über das Ergebnis nicht sicher bin.	0	1	2
10.	Ich kann doch wohl erwarten, dass andere mich genauso freundlich und zuvorkommend behandeln, wie ich es tue.	0	1	2
11.	Ich setze mir höhere Ziele als die meisten Kollegen.	0	1	2
12.	Wenn ich nicht ständig gut arbeite, dann werden die anderen mich nicht achten.	0	1	2
13.	Wenn etwas schiefgelaufen ist, fühle ich mich schnell verantwortlich.	0	1	2
14.	Es ist für mich sehr wichtig, dass andere Leute mögen, was ich tue.	0	1	2
15.	Manche Menschen verhalten sich so unmöglich, dass ich mich einfach aufregen muss.	0	1	2
16.	Ich brauche es, dass die Leute mich mögen.	0	1	2

Der Stressbeschleuniger-Selbsttest (Forts.)				
Gedanken dieser Art sind mir ...		**nicht vertraut**	**vertraut**	**sehr vertraut**
17.	Wenn ich etwas nicht erreiche, gebe ich mir selbst die Schuld.	0	1	2
18.	Es ist mir sehr wichtig, dass die Leute billigen, was ich tue.	0	1	2
19.	Ich kann diese Probleme und Schwierigkeiten einfach nicht mehr ertragen.	0	1	2
20.	Die haben kein Recht, mich so geringschätzig und ungerecht zu behandeln.	0	1	2
21.	Wenn ich nicht den höchsten Anspruch an mich stelle, dann ende ich wahrscheinlich als zweitrangiger Mensch.	0	1	2
22.	Es ist ungerecht, dass gerade ich so viele Probleme und Schwierigkeiten habe.	0	1	2
23.	Selbst ein geringes Risiko einzugehen ist dumm, denn wenn ich verliere, wird das eine Katastrophe sein.	0	1	2
24.	Wenn ich um Unterstützung bitte, ist dies ein Zeichen meiner Inkompetenz und Schwäche.	0	1	2
25.	Es ist sehr wichtig, wie andere Leute über mich denken.	0	1	2
26.	Es gibt zu viele Leute, die einfach unmöglich sind.	0	1	2
27.	Ich würde meine Schwäche entblößen, wenn ich meine Kollegen um Unterstützung, Rat und Hilfe bitte.	0	1	2
28.	Etwas zu tun, wenn ich nicht genau weiß, was auf mich zukommt, wäre schrecklich.	0	1	2
29.	Ich gebe mir gewöhnlich selbst die Schuld, wenn sich die Dinge nicht gut entwickeln.	0	1	2
30.	Wenn ich nicht so gut bin wie andere Leute, dann heißt das, dass ich ein Mensch von geringerem Wert bin.	0	1	2
31.	Andere scheinen für sich geringere Maßstäbe zu akzeptieren als ich das tue.	0	1	2
32.	Ich habe schon genug Probleme im Leben gehabt und hätte verdient, dass keine neuen mehr dazu kommen.	0	1	2

Anmerkung: Für den Einsatz als Evaluationsinstrument wird ein 5-stufiges Antwortformat von 0 (stimmt überhaupt nicht) bis 4 (stimmt voll und ganz) empfohlen.

Der Stressbeschleuniger-Selbsttest – Auswertungsbogen

Anhand des *Stressbeschleuniger-Thermometers* können Sie die Bereiche erkennen, die Sie für Stress besonders anfällig machen.

Stress-beschleuniger!	Habe hohe Ansprüche!	Mache keine Fehler! Sonst bist du ein Versager!	Sei anerkannt und beliebt!	Mache dich für Misserfolge verantwortlich!	Bitte niemals um Hilfe und Unterstützung!	Scheue Unsicherheit und Risiko!	Probleme sind schlimm!	Andere sollten deinen Erwartungen entsprechen!
Ausprägung des *Stressbeschleunigers!*	sehr stark 8 7 / stark 6 5 4 / mäßig 3 2 1	sehr stark 8 7 / stark 6 5 4 / mäßig 3 2 1	sehr stark 8 7 / stark 6 5 4 / mäßig 3 2 1	sehr stark 8 7 / stark 6 5 4 / mäßig 3 2 1	sehr stark 8 7 / stark 6 5 4 / mäßig 3 2 1	sehr stark 8 7 / stark 6 5 4 / mäßig 3 2 1	sehr stark 8 7 / stark 6 5 4 / mäßig 3 2 1	sehr stark 8 7 / stark 6 5 4 / mäßig 3 2 1
zugehörige Fragen:	2, 7, 11, 31	4, 12, 21, 30	14, 16, 18, 25	6, 13, 17, 29	1, 8, 24, 27	5, 9, 23, 28	3, 19, 22, 32	10, 15, 20, 26

Auswertung: Jeder *Stressbeschleuniger* kann sich in verschiedenen Gedanken zeigen. Sie finden zu jedem *Stressbeschleuniger* vier typische Gedanken. Bitte addieren Sie die Punkte der zu den einzelnen *Stressbeschleunigern* zugehörenden Fragen. Den Punktwert können Sie direkt in Ihr *Stressbeschleuniger-Thermometer* übertragen. Welche *Stressbeschleuniger-Thermometer* sind bei Ihnen stark oder sehr stark gestiegen?

Die Plus-Minus-Null Regel			
Tätigkeitsbereich	**Zeitbedarf pro Tag**	**Tage**	**Wochen-Summe**
Schlafen	Werktage _____	× 5	__________
	Wochenende _____	× 2	__________
Körperpflege	täglich _____	× 7	__________
Mahlzeiten	Werktage _____	× 5	__________
	Wochenende _____	× 2	__________
Wegezeiten	Werktage _____	× 5	__________
	Wochenende _____	× 2	__________
Arbeit	Werktage _____	× 5	__________
	Wochenende _____	× 2	__________
Haushalt	Werktage _____	× 5	__________
	Wochenende _____	× 2	__________
Sonstige Pflichten	Werktage _____	× 5	__________
	Wochenende _____	× 2	__________
Partner/Familie	Werktage _____	× 5	__________
	Wochenende _____	× 2	__________
Eigene freie Zeit	Werktage _____	× 5	__________
	Wochenende _____	× 2	__________
	Summe:		__________
	Wochenstunden gesamt:		168
	Eigene disponierbare Zeit:		__________

Recreation Experience and Activity Questionnaire (ReaQ)[2]					
Im folgenden Abschnitt finden Sie eine Auswahl an Aktivitäten, die manche Menschen als erholsam erleben. Wie häufig haben Sie innerhalb der letzten Woche die folgenden Aktivitäten ausgeführt?					
Während der **letzten Woche** habe/bin ich …	**nie**	**1-mal**	**2-mal**	**3-mal**	**mind. 4-mal**
1. es mir für mich daheim gemütlich gemacht.	○	○	○	○	○
2. mich zum Lesen mit einem Buch oder einer Zeitschrift zurückgezogen.	○	○	○	○	○
3. in aller Ruhe einen Kaffee/Tee getrunken.	○	○	○	○	○
4. ein erfreuliches privates Telefonat geführt.	○	○	○	○	○
5. angenehme Musik bewusst gehört.	○	○	○	○	○
6. ohne Zeitdruck ausgeschlafen.	○	○	○	○	○
7. mit vertrauten Menschen zusammen gewesen und ein gutes Gespräch geführt.	○	○	○	○	○
8. etwas zur „Wellness" gemacht, z. B. Sauna, Massage, ein Bad genommen.	○	○	○	○	○
9. mit Freunden/meinem Partner in ein Restaurant, Café od. Kneipe ausgegangen.	○	○	○	○	○
10. mit Genuss zum Einkaufen losgezogen.	○	○	○	○	○
11. mich mit Freunden/meinem Partner für das Kino oder einen guten Fernsehfilm verabredet.	○	○	○	○	○
12. ich mit Freunden/meinem Partner einen gemütlichen Abend verbracht.	○	○	○	○	○
13. ein Fest oder eine Party besucht.	○	○	○	○	○
14. einen Spaziergang, eine Wanderung oder eine Fahrradtour unternommen.	○	○	○	○	○
15. entspannt in der Natur Zeit verbracht, z. B. im Park, Wald oder am Fluss und See.	○	○	○	○	○
16. etwas für meine Fitness und Ausdauer getan, z. B. joggen, walken, Rad fahren, schwimmen.	○	○	○	○	○
17. gemeinsam mit Freunden/meinem Partner einen Ausflug/eine Unternehmung gemacht.	○	○	○	○	○
18. mit sympathischen Menschen zwanglos geplaudert.	○	○	○	○	○
19. entspannt meine Lieblingssendung gesehen oder mich mit einem Film belohnt.	○	○	○	○	○
20. im Internet zwanglos gesurft oder ein Computerspiel gespielt.	○	○	○	○	○
21. entspannt einer angenehmen Tätigkeit nachgegangen, z. B. Malen, Kochen oder andere Hobbys.	○	○	○	○	○

Recreation Experience and Activity Questionnaire (ReaQ) (Forts.)

Die Auswirkungen erholsamer Aktivitäten können sehr unterschiedlich sein. Im Folgenden finden Sie einige Aussagen, die beschreiben, wie man die Auswirkungen erholsamer Aktivitäten erleben kann. Wie häufig haben Sie in der vergangenen Woche Folgendes erlebt?

	nie	selten	manchmal	häufig
1. Ich habe die Arbeit ganz vergessen können.	○	○	○	○
2. Ich fühle mich so richtig erholt.	○	○	○	○
3. Ich habe Anregungen bekommen.	○	○	○	○
4. Ich habe richtig von der Arbeit abschalten können.	○	○	○	○
5. Ich habe neue Kräfte getankt.	○	○	○	○
6. Ich bin zu neuen Ideen und Plänen angeregt worden.	○	○	○	○
7. Ich konnte den Berufsalltag gedanklich hinter mir lassen.	○	○	○	○
8. Ich habe mich so erholt, dass ich wieder gerne mit der Arbeit beginne.	○	○	○	○
9. Meine Fähigkeiten wurden in einer angenehmen Art herausgefordert.	○	○	○	○

Auswertung ReaQ

Erholungsaktivitäten: Summenwert Items 1–21 (Vorderseite)

Erholungserleben in 3 Dimensionen (Items dieser Seite)
- Gedankliche Distanzierung: Summenwert Items 1, 4, 7
- Ruhe finden und Kraft zurückgewinnen: Summenwert Items 2, 5, 8
- Angenehme Herausforderungen: Summenwert Items 3, 6, 9

Fragen für eine gemeinsame Auswertung mit dem Patienten:
- Ist die Häufigkeit von Erholungsaktivitäten ausreichend?
- In welchem Umfang sollen Erholungsaktivitäten ausgebaut werden?
- Welche Aktivitäten hängen besonders stark mit Distanzierung, welche mit Ruhe/neue Kräfte, welche mit angenehmen Herausforderungen zusammen?
- Was sind typische Situationen, in denen das positive Erleben von Erholungsaktivitäten gehemmt wird?
- Wie kann das positive Erleben von Erholungsaktivitäten gestärkt werden?

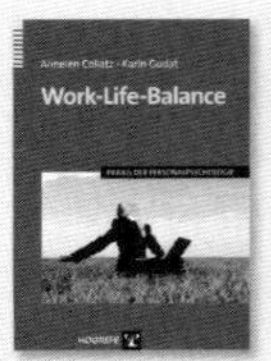

Annelen Collatz · Karin Gudat

Work-Life-Balance

(Reihe: »Praxis der Personalpsychologie«)
2011, VI/101 Seiten,
€ 24,95 / CHF 35,50
(Im Reihenabonnement € 19,95 / CHF 28,50)
ISBN 978-3-8017-2326-2
Auch als E-Book erhältlich

In diesem Band werden verschiedene Work-Life-Balance-Konzepte vorgestellt.

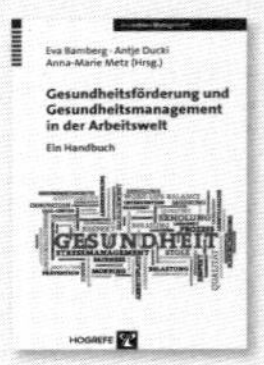

Eva Bamberg · Antje Ducki
Anne-Marie Metz (Hrsg.)

Gesundheitsförderung und Gesundheitsmanagement in der Arbeitswelt

Ein Handbuch

(Reihe: »Innovatives Management«)
2011, 847 Seiten, € 59,95 / CHF 79,–
ISBN 978-3-8017-2371-2
Auch als E-Book erhältlich

Das Buch gibt einen Überblick zur betrieblichen Gesundheitsförderung und zum Gesundheitsmanagement.

Eberhardt Hofmann

Erfolgreiches Stressmanagement

2013, 252 Seiten, Kleinformat,
€ 22,95 / CHF 32,90
ISBN 978-3-8017-2490-0
Auch als E-Book erhältlich

Der Band vermittelt praktische Methoden zum erfolgreichen Stressmanagement. Er stellt wissenschaftlich untermauerte Techniken zur kurzfristigen Kontrolle des Stressgeschehens sowie zur langfristigen Bewältigung von Stress vor.

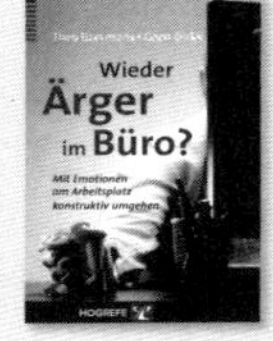

Theo IJzermans · Coen Dirkx

Wieder Ärger im Büro?

Mit Emotionen am Arbeitsplatz konstruktiv umgehen

2012, 74 Seiten, Kleinformat,
€ 14,95 / CHF 21,90
ISBN 978-3-8017-2472-6
Auch als E-Book erhältlich

Auf der Basis des Rationalen Effektivitätstrainings (RET), das auf Albert Ellis zurückgeht, vermittelt das Buch anhand zahlreicher Beispiele aus dem Berufsalltag, wie mit negativen Gefühlen konstruktiv umgegangen werden kann.

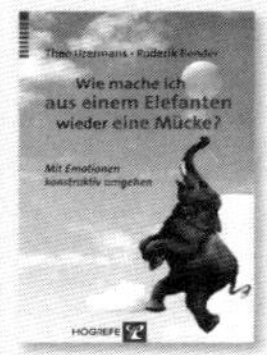

Theo IJzermans · Roderik Bender

Wie mache ich aus einem Elefanten wieder eine Mücke?

Mit Emotionen konstruktiv umgehen

2013, 155 Seiten, Kleinformat,
€ 16,95 / CHF 24,50
ISBN 978-3-8017-2476-4
Auch als E-Book erhältlich

Die Autoren zeigen in ihrem Ratgeber anhand zahlreicher Beispiele aus der Arbeitswelt, dass man negativen Gefühlen und Gedanken nicht hilflos ausgeliefert ist, sondern selbst dazu beitragen kann, dass aus einem Elefanten wieder eine Mücke wird.

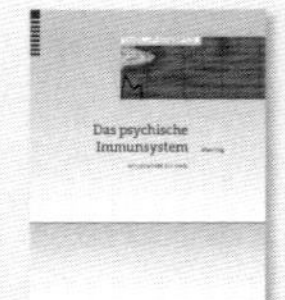

Hans Menning

Das psychische Immunsystem

Schutzschild der Seele

(Reihe: »Systemische Praxis«)
2014, 128 Seiten, € 24,95 / CHF 35,50
ISBN 978-3-8017-2495-5
Auch als E-Book erhältlich

Die Widerstandskraft des psychischen Immunsystems bestimmt, wie gut wir gegen Traumata geschützt sind. Das Buch beschreibt, welche Faktoren eine Rolle spielen und wie das psychische Immunsystem gestärkt werden kann.

Hogrefe Verlag GmbH & Co. KG
Merkelstraße 3
37085 Göttingen, Deutschland
Tel. +49 551 999 50-0 / Fax -111
E-Mail verlag@hogrefe.com
www.hogrefe.com

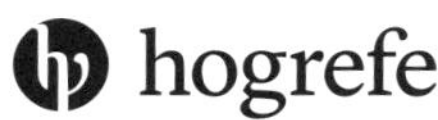